당신의 춤 방향을 안내해 줄
지침서

break ambition

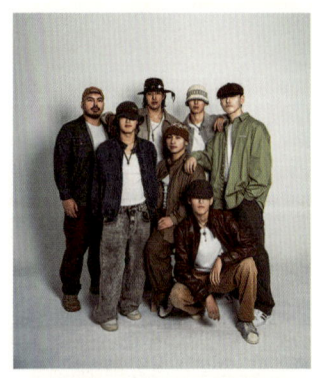

지은이

팀 브레이크 엠비션
Team break ambition

경력

한국 Red bull bc one 우승
미국 TV 방송 NBC World of dance3 출연
한국 아이돌 Twice Feel special 시안 댄서
일본 Freestyle session 우승
한국 엠넷 Street woman fighter2 출연
한국 엠넷 아시아 뮤직 어워드 (MAMA) BTS 제이홉 파트 연출
프랑스 Trophy master 우승
덴마크 Floor wars 우승
일본 Red bull bc one 심사
삼성 갤럭시 S24 Ultra CM
중국 Fullclip 우승
한국 아이돌 Treasure MV 출연
호주 Destructive steps 우승
일본 Red bull bc one world final 진출
한국 아이돌 Twice 롯데 면세 LDF CM 시안 댄서
영국 Welsh open bboy championship 우승
롯데 카드 CM Like it 출연
한국 아이돌 BTS Concert wings j-hope 솔로 파트 댄서
대만 City war 우승
한국 Line up guest showcase
일본 Battle of the year world final 준우승

브레이킹 댄스
마스터 북

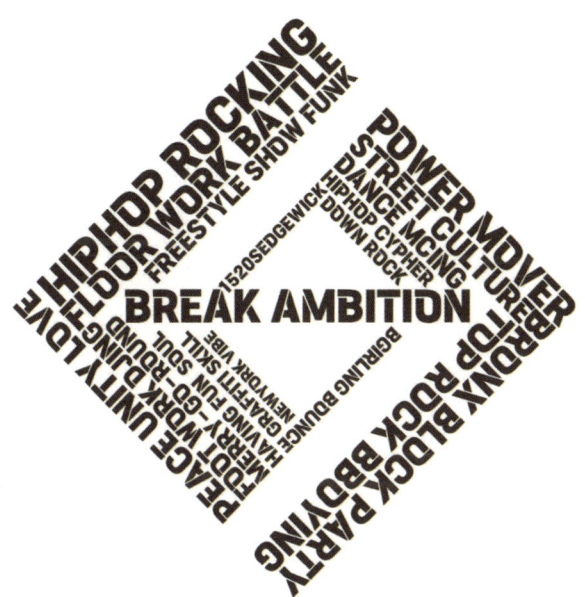

지은이
BREAK AMBITION

움직이기에 앞서

이 책이 누군가에게 하나의 지식이 되기를 바랍니다

작은 변화라도 단 한 걸음 나아간다면, 그 발걸음이 세상을 바꿀 힘이 될 것입니다.

외국의 춤 교육 시스템을 보며 교육의 중요성을 깨달았습니다.
우리나라에도 아이들이 춤을 쉽게 접할 수 있는 시스템이 필요하다고 느꼈습니다.
춤이 누구에게나 더 가까이 다가가고, 두려움 없이 시작할 수 있도록 문턱을 낮추고 싶었습니다.

춤은 사실 누구나 할 수 있는 것입니다.
하지만 시작하려면 부끄러움과 실패에 대한 두려움이 발목을 잡습니다.
그러나 춤은 그 모든 것을 뛰어넘는 자유와 행복을 선사합니다.

처음 이 아이디어를 떠올렸을 때, 이 책이 세상에 나올 줄은 몰랐습니다.
춤을 더욱 전문화하고, 처음 춤을 접하는 아이들이 더 쉽게 다가갈 수 있는 길을 열고 싶었습니다.
우리의 문화와 더 나은 미래를 위해 시작한 이 여정이 결실을 맺어 이렇게 빛을 보게 되어 기쁩니다.

그 여정은 결코 평탄하지 않았습니다.
매일 책에 몰두하며 잠도, 일정도, 돈도, 심지어 먹는 것조차 포기했습니다.
동료들과 연습실에서 보내는 하루하루는 고통과 열정으로 가득했지만,
그 시간은 동시에 소중한 추억이 되었습니다.
가장 어려웠던 것은 기존의 틀을 깨고 새로운 교육 체계를 정립하며,
이를 모두가 이해할 수 있는 형태로 만들어내는 일이었습니다.
하지만 동료들과 함께했기에 그 모든 것이 가능했습니다.

같이 노력하는 시간은 추억으로 남고, 그 추억은 미래를 더욱 아름답게 만들어줍니다.
우리가 어떤 결말을 맞이할지는 알 수 없지만,
지금 이 순간, 우리는 함께 청춘을 빛내고 있습니다.

차례

LEVEL 21.... 9
LEVEL 22.... 19
LEVEL 23.... 27
LEVEL 24.... 33
LEVEL 25.... 41
MISSION....49

LEVEL 26.... 55
LEVEL 27.... 63
LEVEL 28.... 69
LEVEL 29.... 77
LEVEL 30.... 83
MISSION....89

LEVEL 31.... 95
LEVEL 32.... 101
LEVEL 33.... 109
LEVEL 34.... 117
LEVEL 35.... 125
MISSION....133

차례

LEVEL 36.... *139*

LEVEL 37.... *147*

LEVEL 38.... *155*

LEVEL 39.... *163*

LEVEL 40.... *169*

MISSION....*177*

LEVEL 41.... *183*

LEVEL 42.... *193*

LEVEL 43.... *201*

LEVEL 44.... *211*

LEVEL 45.... *217*

MISSION....*227*

LEVEL 46... *233*

LEVEL 47.... *241*

LEVEL 48.... *249*

LEVEL 49.... *259*

LEVEL 50.... *267*

MISSION....*275*

L
E
V
E
L

21

Double hopping twist indian step

더블 호핑 트위스트 인디언 스텝

*QR코드를 스캔하시면 동영상이 재생됩니다

중급 1/5

귀에 들어간 물을 빼본 적이 있어?

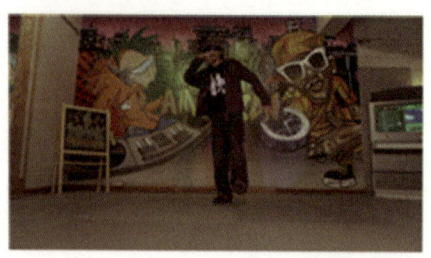

1. 왼발을 정면 20도 앞으로 펼쳐준다.

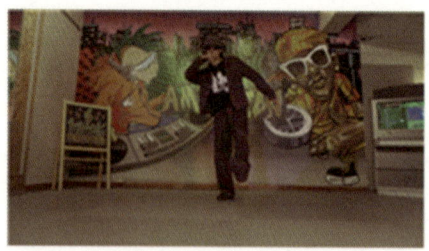

2. 점프를 하여 한 번 더 포즈를 잡아준다.

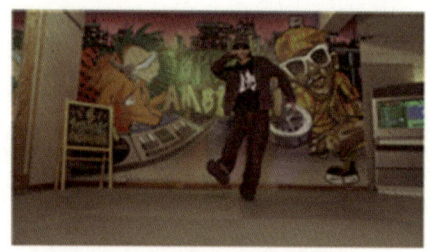

3. 오른발을 정면 20도 높이로 올려준다.

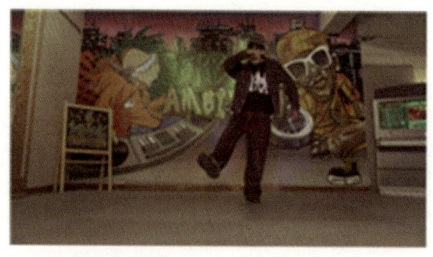

4. 점프를 하여 한 번 더 포즈를 잡아준다.

Double hopping twist indian step

더블 호핑 트위스트 인디언 스텝

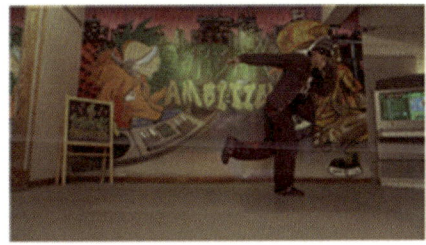

5. 트위스트 인디언 마지막 자세를 만들어준다.

Knee hook & knee hook

니 후크 & 니 후크

*QR코드를 스캔하시면 동영상이 재생됩니다

중급 2/5

후크선장이 기둥을 잡듯이 해보자!

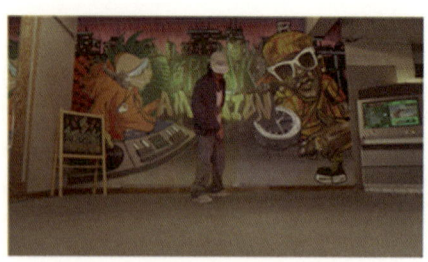

1. 킥 프론트를 한번 반복한다.

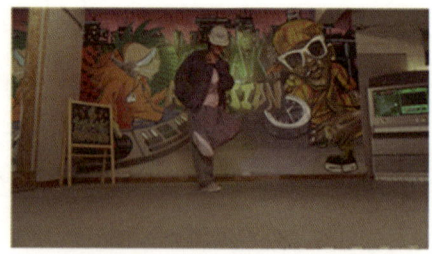

2. 왼발을 접어서 정면 오른발 무릎 위로 올려주며 상체를 세워준다.

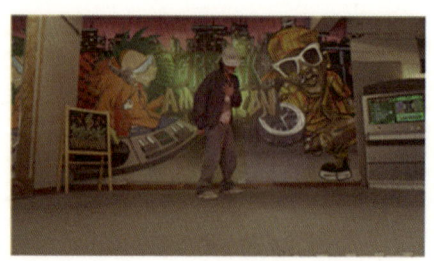

3. 다시 첫 번째 자세로 돌아간다.

Kneeling arm thread pose

니링 암 쓰레드 포즈

*QR코드를 스캔하시면 동영상이 재생됩니다

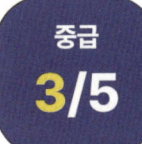

쓰레드가 포즈를 더욱더 멋지게 만들어 줄 거야!

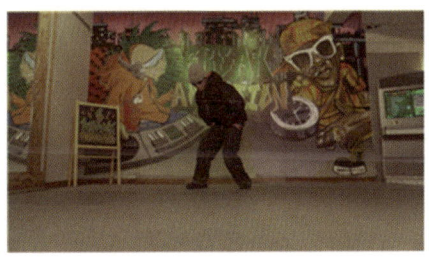

1. 다리를 어깨너비로 벌려 몸을 숙여 준다. 오른쪽 방향을 바라본다.

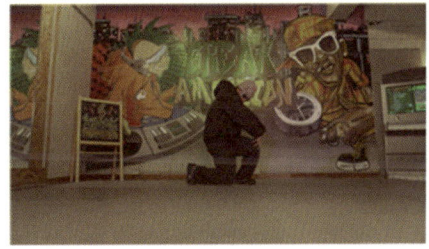

2. 오른 무릎을 땅에 대며 몸은 왼쪽을 향하여 앉는다. 이때 오른손으로 왼 무릎을 잡아준다.

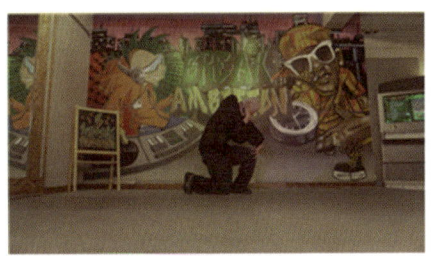

3. 왼 무릎과 오른손 사이의 공간으로 왼손을 넣어 이마를 잡아준다.

Stand up 6step footwork

스탠드 업 식스 스텝 풋워크

*QR코드를 스캔하시면 동영상이 재생됩니다

중급 4/5

올라올 때 손으로 포즈를 잡으면서 해봐!

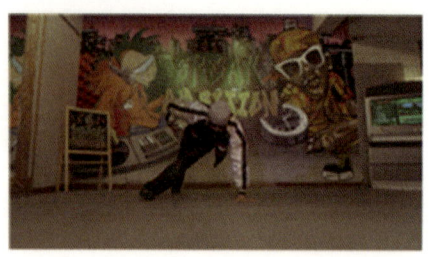

1. 식스 스텝 두 번째 자세를 만든다.

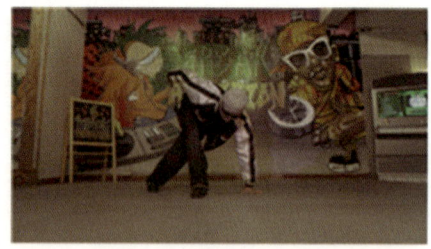

2. 오른발이 왼발을 넘고 정면방향으로 내려놓는다.

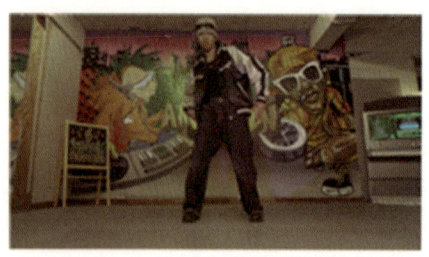

3. 왼발을 오른발과 같은 선상에 두며 상체를 세워 일으켜준다.

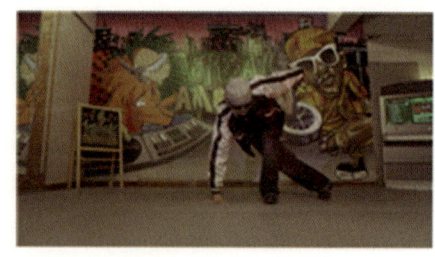

4. 오른발이 왼발 뒤 대각선 방향으로 위치하고 오른손으로 땅을 잡아준다.

Stand up 6step footwork

스탠드 업 식스 스텝 풋워크

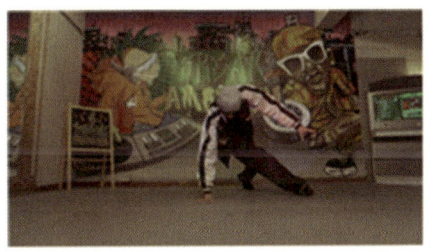 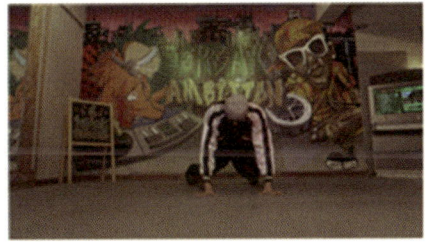

5. 왼발을 몸의 뒤 일직선 방향으로 위치하게 한다.

6. 식스 스텝 첫 번째 자세를 만든다.

Under shoulder thread footwork

언더 숄더 쓰레드 풋워크   *QR코드를 스캔하시면 동영상이 재생됩니다

초중급 5/5

넣은 손으로 반원을 그리며 올라오면 부드러워질 거야!

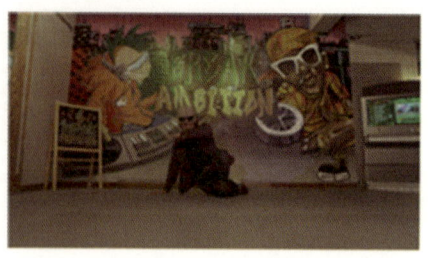

1. 식스 스텝 5번 자세를 만든다.

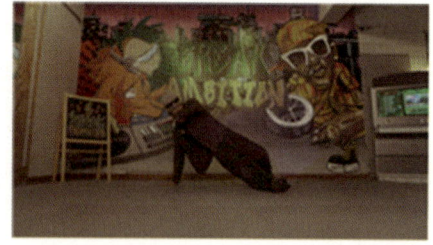

2. 두 다리를 왼쪽 방향으로 펼쳐준다.

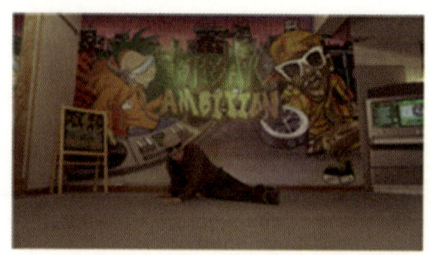

3. 왼손을 정면 방향에 내려주고 오른쪽 다리 허벅지를 바닥에 내려놓는다.

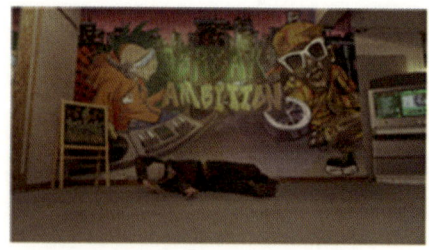

4. 오른손을 왼손과 오른 다리 사이로 넣어주며 몸 전체를 바닥에 내린다.

Under shoulder thread footwork

언더 숄더 쓰레드 풋워크

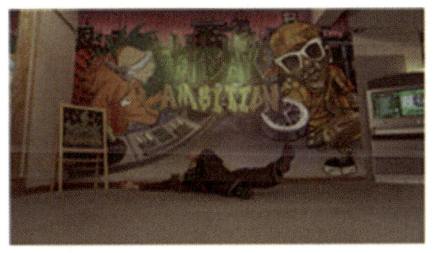 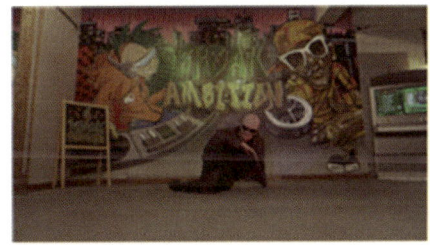

5. 몸을 왼쪽으로 돌리며 등 전부가 바닥에 닿도록 한다. 이때 오른 다리는 접고 왼 다리를 펴준다.

6. 식스 스텝 3자세를 만들어준다.

L
E
V
E
L

22

Bronx & back knee hook step

브롱스 & 백 니 후크 스텝　　　　　　　*QR코드를 스캔하시면 동영상이 재생됩니다

중급 1/5

무릎을 들 때 상체도 같이 들면 효과 만점!

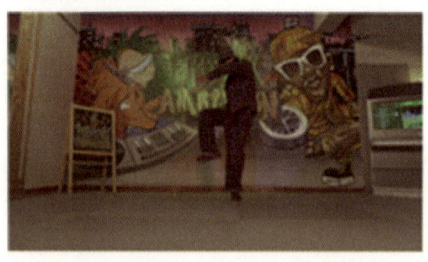

1. 오른 다리를 오른쪽 방향으로 90도 들어준다.

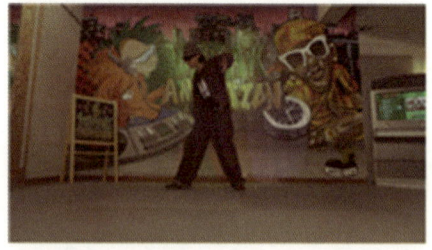

2. 오른 다리를 내려놓고 왼손을 가슴 높이까지 들어준다.

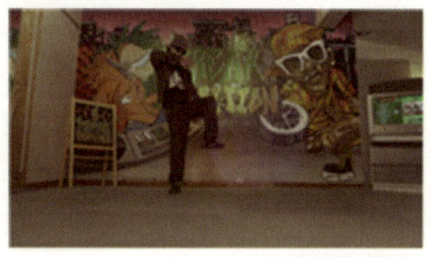

3. 왼 다리를 왼쪽 방향으로 90도 들어준다.

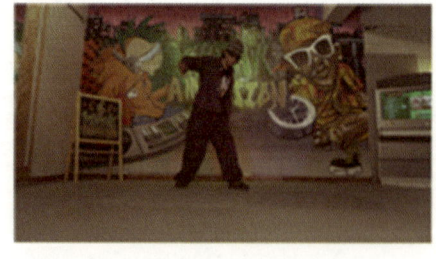

4. 왼쪽 방향으로 왼 다리를 내려놓는다.

Bronx & back knee hook step

브롱스 & 백 니 후크 스텝

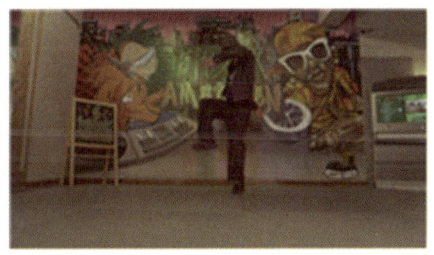

5. 오른 다리를 오른쪽 방향으로 90도 들어준다.

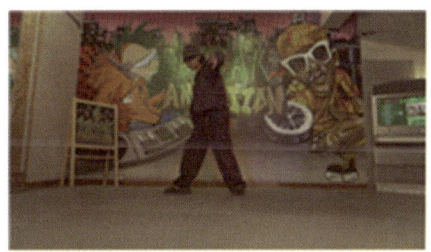

6. 오른 다리를 내려놓고 왼손을 가슴 높이까지 들어준다.

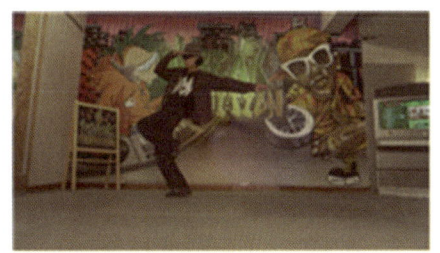

7. 왼 다리를 오른 다리 무릎 뒤로 이동시켜 두 다리 공간이 생기지 않게 한다.

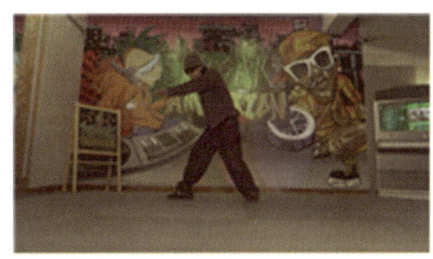

8. 왼 다리를 다시 제자리로 내려놓는다.

Hook shoulder freeze

후크 숄더 프리즈

*QR코드를 스캔하시면 동영상이 재생됩니다

중급 2/5

호흡을 참으면 중심을 잡기 쉬워져!

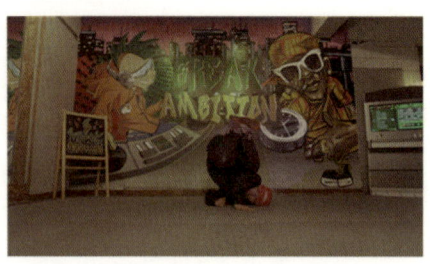 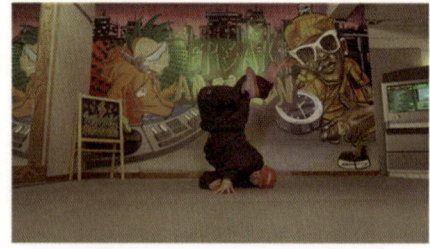

1. 숄더 프리즈를 만든다.

2. 왼발을 90도 접어 오른발 무릎 위로 위치하도록 한다. 오른발 바닥은 몸 뒤로 향하며 허리를 최대한 꺾어준다.

Kneeling under arm thread pose

니링 언더 암 쓰레드 포즈 　　　　　*QR코드를 스캔하시면 동영상이 재생됩니다

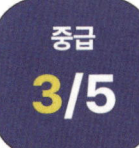

눈을 가리는 게 포인트!

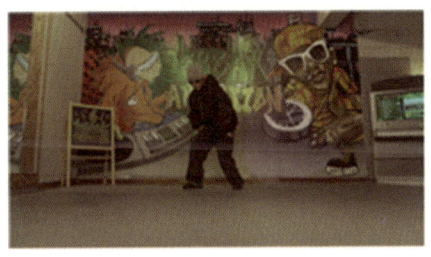

1. 양 다리를 어깨너비로 벌리고 상체를 숙여준다.

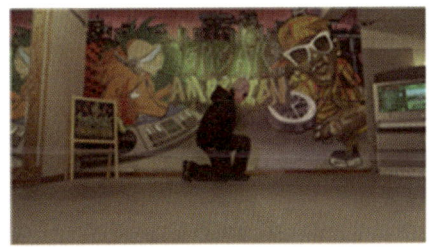

2. 오른 무릎을 바닥에 내리고 왼 다리를 90도 접고 왼쪽을 향해 앉는다.

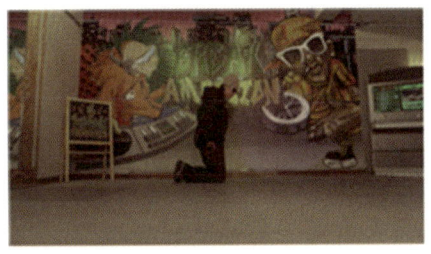

3. 왼 다리를 오른 무릎과 같은 선상으로 이동하여 양 무릎으로 앉는다.

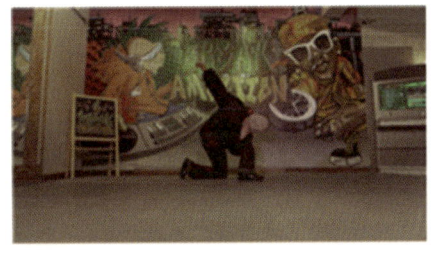

4. 오른 다리를 몸 앞으로 내려 왼손으로 다리 사이에 넣고 이마를 잡아준다.

Over leg floorwork

오버 레그 플로어워크

*QR코드를 스캔하시면 동영상이 재생됩니다

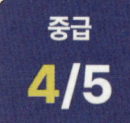
중급
4/5

내 다리로 담을 넘듯이 넘어볼까!

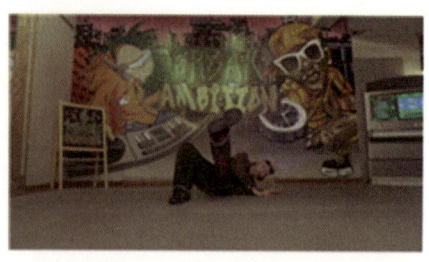

1. 왼 다리를 펴주며 몸을 왼쪽으로 기울여준다. 이때 두 손은 바닥을 짚는다.

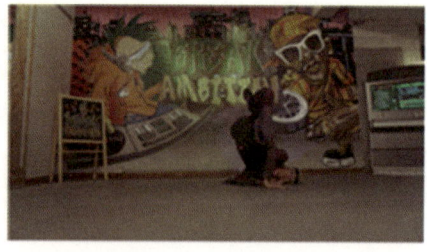

2. 엉덩이와 허리를 들어 두 다리를 공중에 올려준다. 이때 왼쪽 어깨로 몸을 지탱한다.

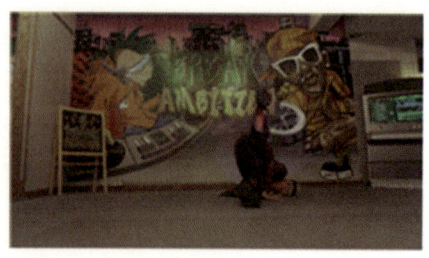

3. 왼 다리를 접어주고 오른 다리를 펼쳐 바닥에 내려놓는다.

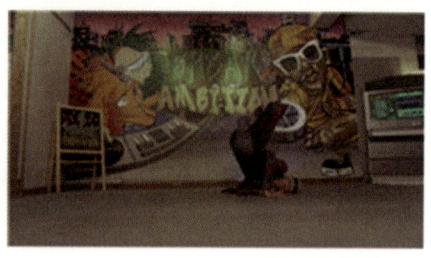

4. 2번 자세를 다시 만들어준다.

Over leg floorwork

오버 레그 플로어워크

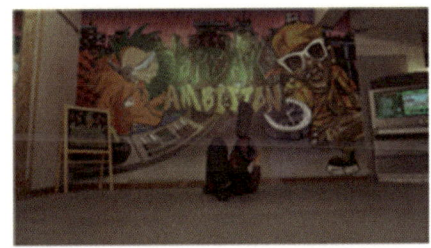

5. 그 상태로 몸을 하늘을 보도록 틀어주며 제자리로 돌아온다.

Triangle indian step

트라이앵글 인디언 스텝

*QR코드를 스캔하시면 동영상이 재생됩니다

중급
5/5

다른 사람 눈 안 찌르게 조심!

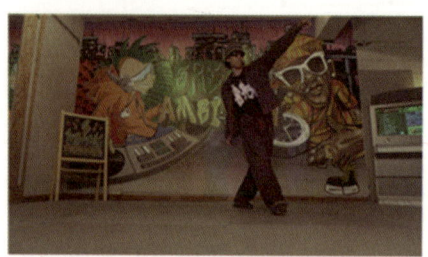

1. 오른발을 왼발 앞에 이동시키며 왼손을 하늘로 펼쳐준다.

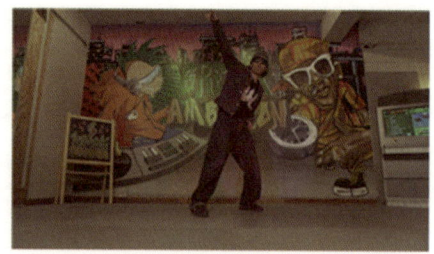

2. 오른발을 오른쪽 대각선 45도 위치에 이동하고 오른손을 펼쳐준다.

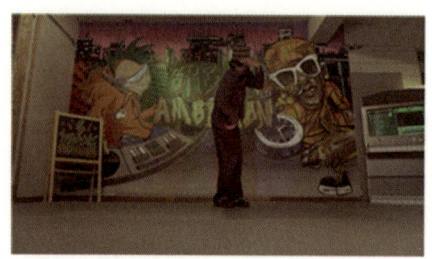

3. 그 상태로 오른발을 몸 쪽으로 당기며 양손을 몸으로 모아준다.

LEVEL

23

2hand cc footwork

투핸드 씨씨 풋워크

*QR코드를 스캔하시면 동영상이 재생됩니다

중급 1/5

두손을 짚으면 정확도가 두배!

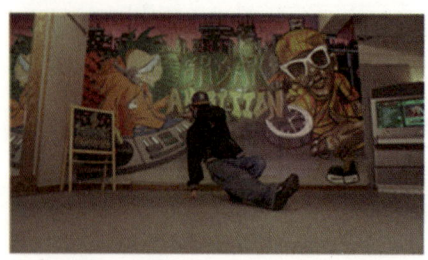

1. 오른 다리를 왼쪽 앞에 펼쳐준다. 오른손으로 몸을 지탱한다.

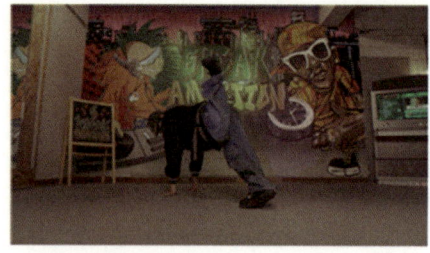

2. 왼손을 오른손 옆 위치로 내려오게 하며 오른발을 펼쳐준 상태에서 왼 발바닥이 하늘을 향할 수 있도록 들어준다.

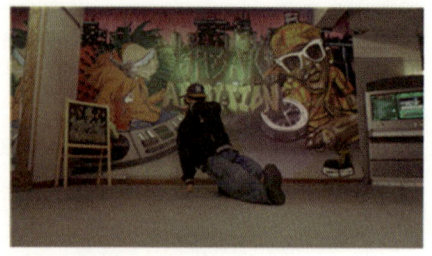

3. 다시 첫 번째 자세를 만들어준다.

4step footwork

포스텝 풋워크

*QR코드를 스캔하시면 동영상이 재생됩니다

중급 2/5

다리를 접고 돌려 내려주는 게 포인트!

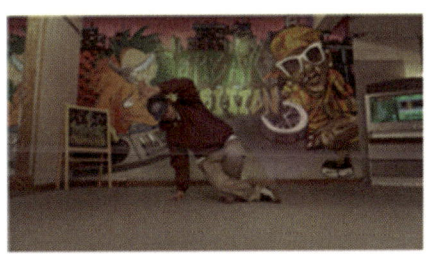

1. 식스 스텝 5번 자세를 만든다.

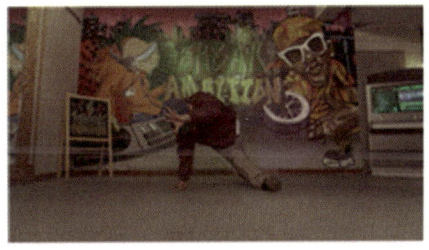

2. 식스 스텝 6번째 자세를 만든다.

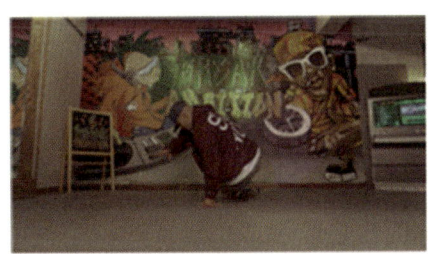

3. 몸을 오른쪽으로 틀며 왼손을 바닥에 내려준다. 이때 오른 다리를 접으며 왼쪽 다리 무릎으로 이동한다.

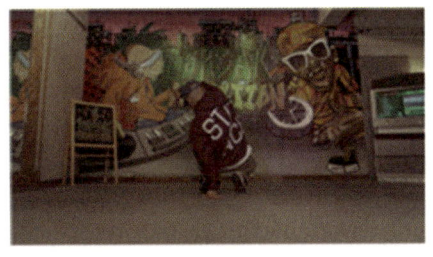

4. 왼발을 오른 무릎과 같은 선상에 위치해 뒤를 바라보며 식스 스텝 앞자세를 만든다.

Double bronx step

더블 브롱스 스텝

*QR코드를 스캔하시면 동영상이 재생됩니다

중급
3/5

신발 신기 귀찮을 때 하면 효과 만점!

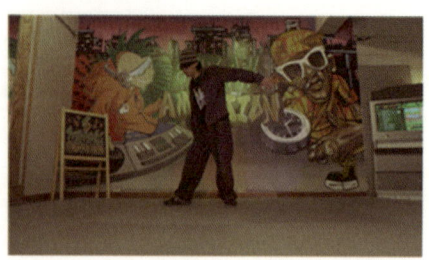

1. 브롱스 스텝을 반복한다

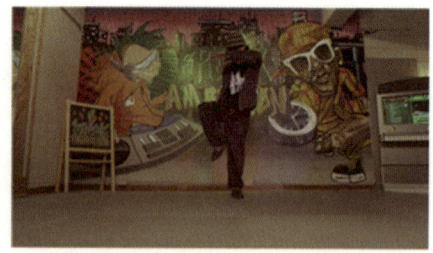

2. 오른쪽 다리를 내려놓고 다시 오른쪽 다리를 들어준다.

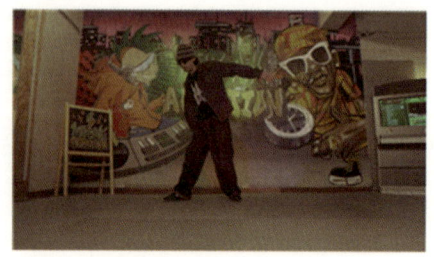

3. 한 번 더 내려놓은 위치에 오른쪽 다리를 내려놓는다.

Hook cc footwork

후크 씨씨 풋워크

*QR코드를 스캔하시면 동영상이 재생됩니다

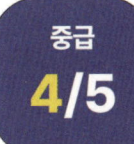

무릎이 땅에 닿으면 안돼!

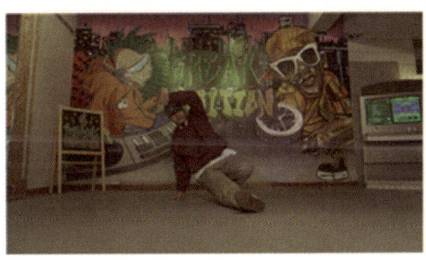

1. 오른손으로 몸을 지탱하고 오른발을 왼발 앞으로 펼쳐준다.

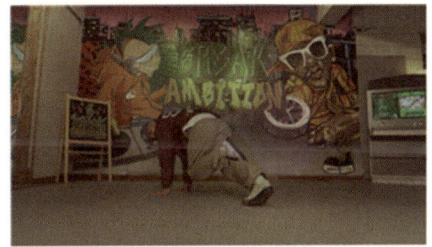

2. 왼손을 오른손 위치로 가져오며 내려주고 왼발 발등을 오른발 무릎 뒤에 밀착해준다.

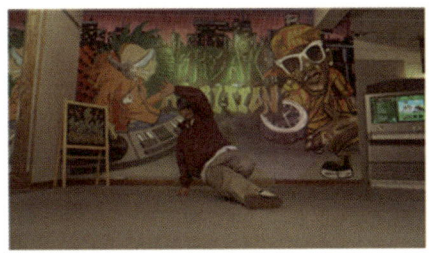

3. 다시 첫 번째 자세로 돌아온다.

Hook pilot freeze

후크 파일럿 프리즈  *QR코드를 스캔하시면 동영상이 재생됩니다

중급 5/5 익숙해지면 왼손을 허리에 대고 만들 수 있어!

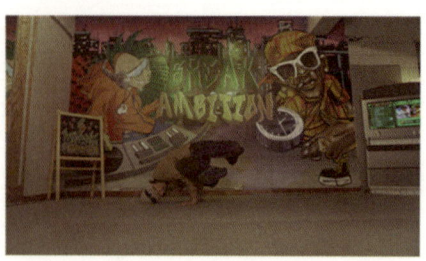 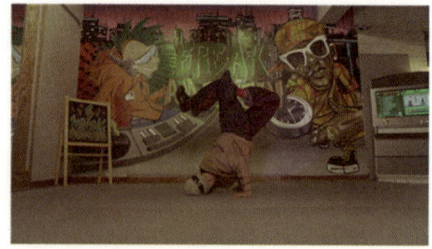

1. 베이비 프리즈를 만든다.

2. 왼 팔꿈치에 걸려있던 오른발을 왼 무릎 위로 이동시켜준다. 이때 왼발은 몸 뒤로 이동시키며 두 다리 모두 무릎을 90도로 만들어준다.

L
E
V
E
L

24

4figure fold head-hollow back freeze

포피겨 폴드 헤드-할로우 백 프리즈   *QR코드를 스캔하시면 동영상이 재생됩니다

중급
1/5

가슴을 벌려 더욱더 멋지게 프리즈를 만들어 보자!

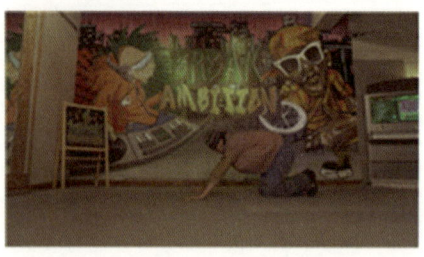

1. 양손을 바닥에 내리고 양다리 무릎을 모아준다.

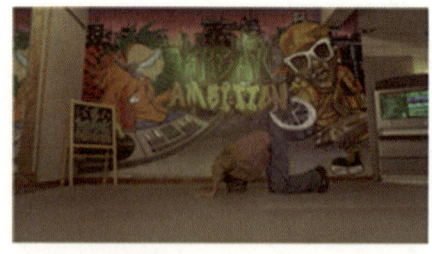

2. 머리를 손과 무릎 사이 위치 바닥에 내려준다.

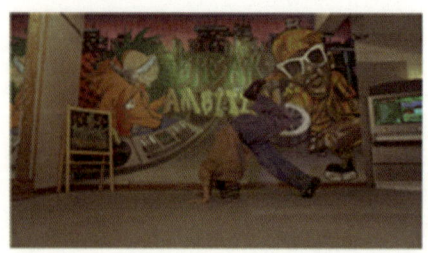

3. 왼 다리를 접어서 들어준다.

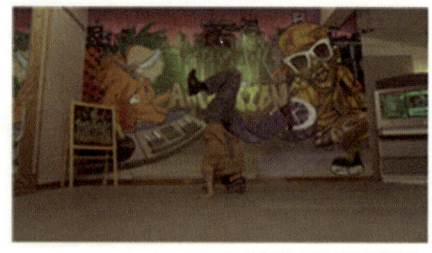

4. 그 상태로 오른 다리를 들어 몸을 수직으로 들어준다.

4figure fold head-hollow back freeze

포피겨 폴드 헤드-할로우 백 프리즈

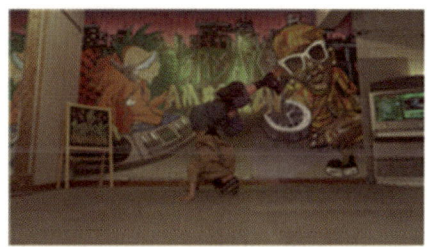

5. 오른 다리를 왼 다리 무릎에 올리고 왼 다리를 펼쳐준다.

Box step footwork

박스 스텝 풋워크

*QR코드를 스캔하시면 동영상이 재생됩니다

중급 2/5

몸으로 박스를 만든다는 마음으로 해보자!

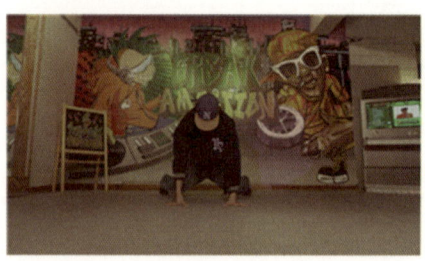

1. 식스 스텝 첫 번째 자세를 잡아준다.

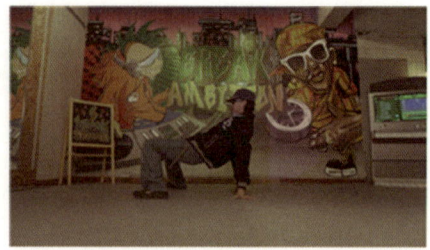

2. 왼쪽 다리를 오른쪽 방향으로 이동시키며 골반을 들어준다. 이때 양 무릎은 90도를 만들어준다. 오른손을 왼손 선상에 내려준다.

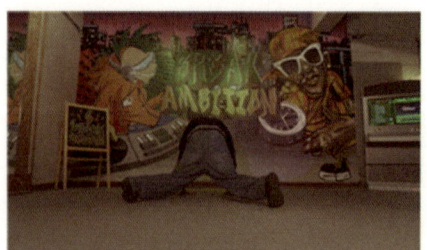

3. 왼손을 오른손 바로 옆으로 이동하며 오른 다리를 오른손의 일직선상으로 가져와 뒤를 보고 있는 식스 스텝 첫 번째 자세를 만든다.

Running kick out footwork

러닝 킥 아웃 풋워크

*QR코드를 스캔하시면 동영상이 재생됩니다

중급
3/5

마치 기관총 쏘듯이 빠르게 연결해보자!

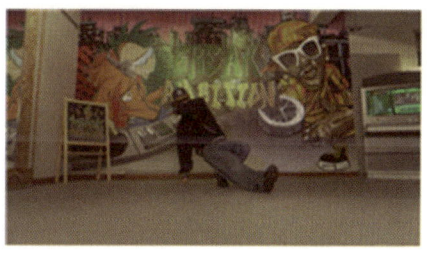

1. 오른손으로 몸을 지탱하고 오른다리를 왼발 앞으로 펼쳐준다.

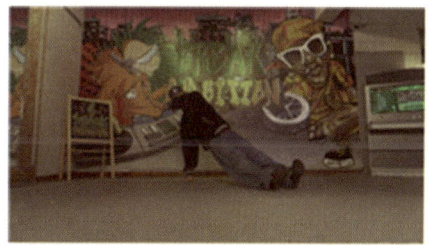

2. 왼발을 오른발 바로 옆 위치로 펼쳐준다.

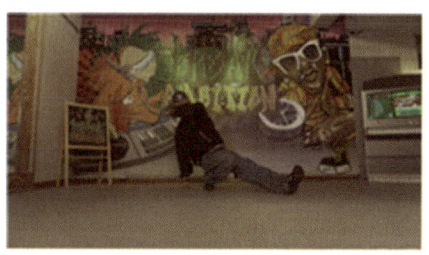

3. 오른발을 몸 쪽으로 접어준다.

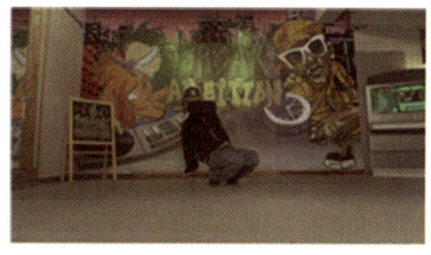

4. 왼발을 몸 쪽으로 접어준다.

Stomping step

스텀핑 스텝 *QR코드를 스캔하시면 동영상이 재생됩니다

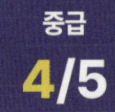

중급
4/5

페스티벌 같은 곳에서 하면 안성맞춤!

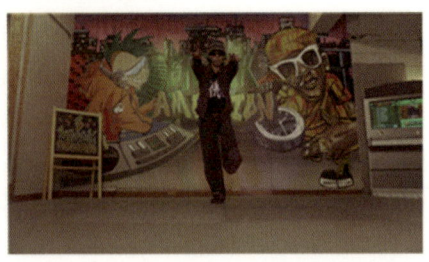

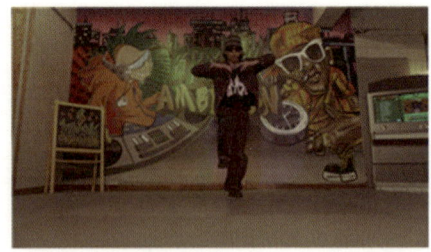

1. 왼 다리를 정면 20도 높이로 펼쳐 준다.

2. 왼 다리를 내리고 오른 다리를 90도로 접어 들어주며 양손을 모은다.

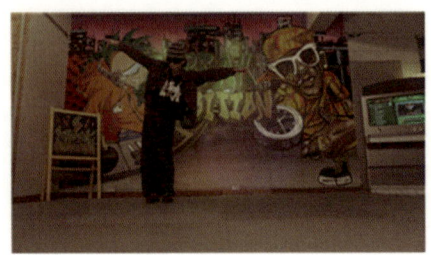

3. 오른 다리를 오른쪽 방향으로 내리며 왼 다리가 오른 다리와 함께 모아 지도록 점프한다.

Tied leg side hopping

타이드 레그 사이드 호핑

*QR코드를 스캔하시면 동영상이 재생됩니다

중급 5/5

리듬을 타면서 하면 더욱더 재미있을 거야!

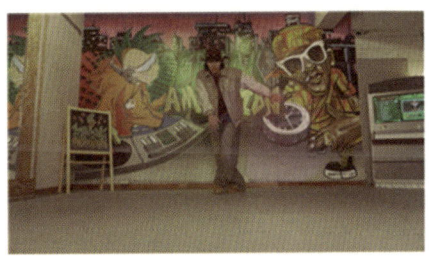

1. 쓰리 다운 스텝의 마지막 포즈를 잡는다.

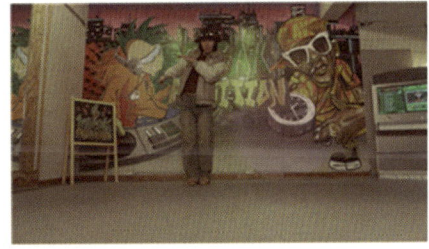

2. 오른발을 오른쪽 방향으로 점프를 하고 이때 왼발도 같이 점프를 하며 두 다리를 모아준다.

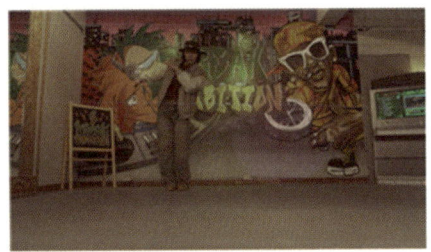

3. 한 번 더 오른쪽 방향으로 점프를 한다.

LEVEL

25

Baby head-elbow freeze

베이비 헤드-엘보우 프리즈

*QR코드를 스캔하시면 동영상이 재생됩니다

중급 1/5

몸통을 다리 방향이랑 반대로 밀어주면 멋있는 각도가 돼!

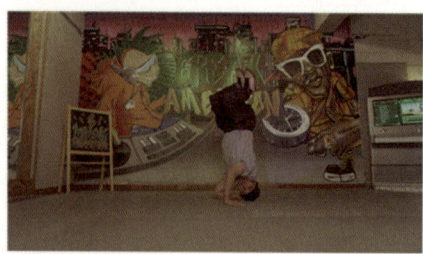

1. 헤드 엘보우 프리즈를 만든다.

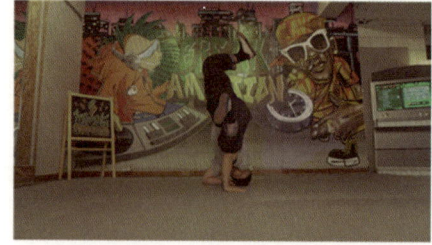

2. 오른 무릎을 오른 팔꿈치에 붙인다. 이때 다리를 접어 90도로 만든다. 왼발 바닥이 몸 뒤로 향하게 만들고 왼 무릎은 하늘을 향한다.

Back kick step

백 킥 스텝

*QR코드를 스캔하시면 동영상이 재생됩니다

중급 2/5

뒷발을 털듯이 차 봐!

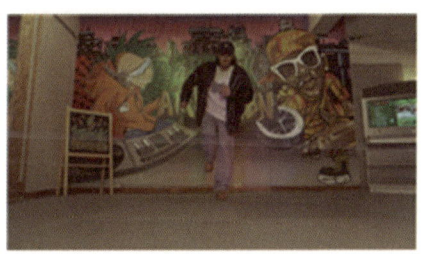

1. 킥앤킥을 두 번 반복하고 오른발을 접어준다.

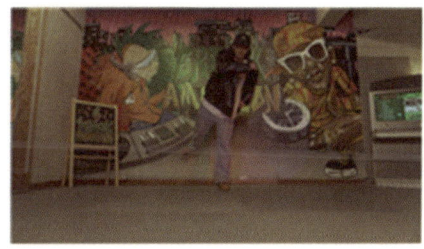

2. 오른발을 오른쪽 뒤 대각선 뒤로 발을 30도 높이로 펼쳐준다.

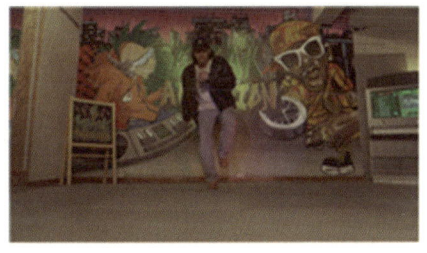

3. 오른발을 제자리로 내려놓으며 왼발을 90도 들어준다.

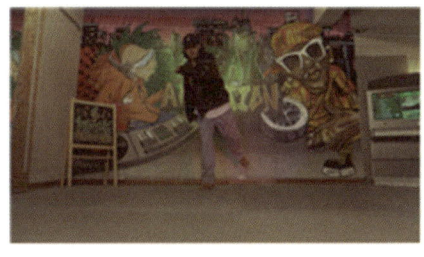

4. 왼발을 왼쪽 뒤 대각선 뒤로 발을 30도 높이로 펼쳐준다.

Back knee twist go down

백 니 트위스트 고 다운

*QR코드를 스캔하시면 동영상이 재생됩니다

중급 3/5

포즈를 확실히 잡고 가야해!

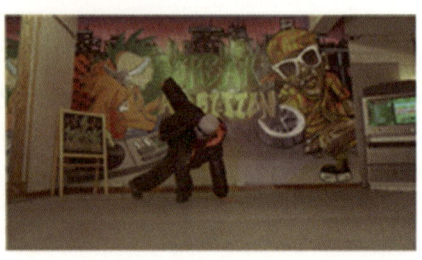

1. 왼손을 바닥에 내려주고 왼 다리를 오른 다리 뒤로 이동시킨다. 이때 오른 다리는 90도 접어준다.

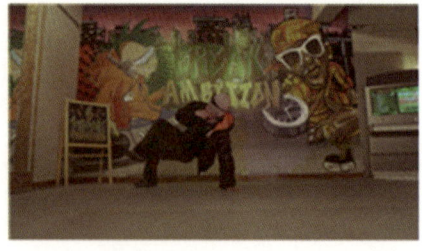

2. 오른 다리를 왼 다리 무릎에 올려주어 공중에 들어준다. 이때 몸은 오른쪽을 향한다.

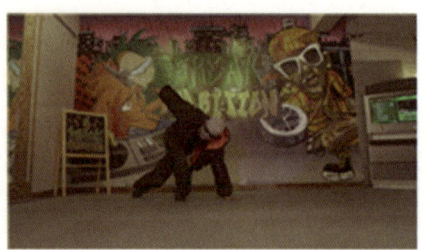

3. 다시 첫 번째 자세를 만들어준다.

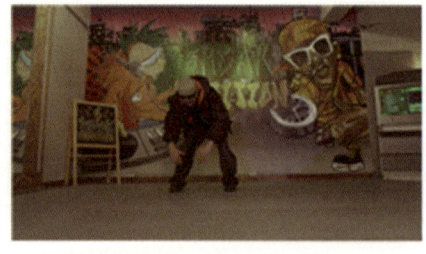

4. 왼 다리를 오른 다리와 같은 선상으로 가져오며 상체를 들어준다.

Back knee twist go down

백 니 트위스트 고 다운

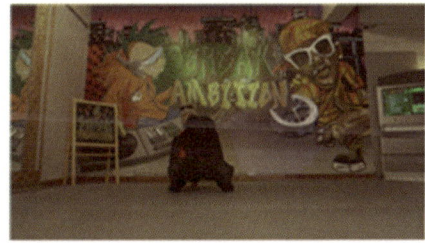

5. 'W' 포즈를 취해준다.

No hand monkey swing footwork

노 핸드 몽키 스윙 풋워크

*QR코드를 스캔하시면 동영상이 재생됩니다

중급 4/5

손까지 위로 올리면 리얼몽키 완성!

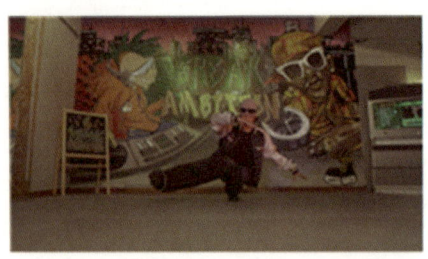

1. 오른발을 오른 방향으로 펼치고 왼발로 몸을 지탱하여 준다.

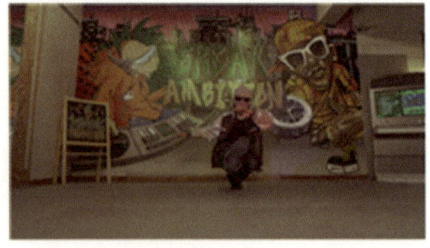

2. 오른발을 정면으로 가져온다. 이때 발은 공중에 올려준다.

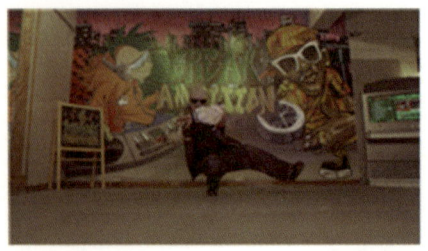

3. 오른발을 접고 왼발을 왼쪽 방향으로 펼친다.

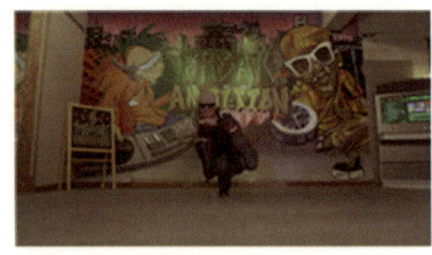

4. 왼발을 정면으로 가져온다. 이때 발은 공중에 올려준다.

Side toe heel down step

사이드 토 힐 다운 스텝

*QR코드를 스캔하시면 동영상이 재생됩니다

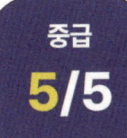

대각선으로 다리를 모아주는 게 포인트!

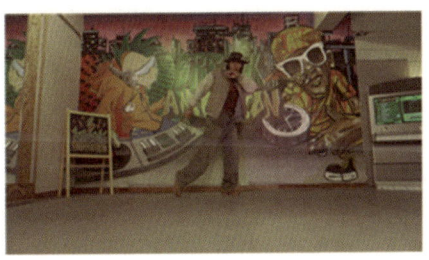

1. 오른쪽 방향으로 오른발 토를 내려놓는다. 이때 몸은 왼쪽을 향한다.

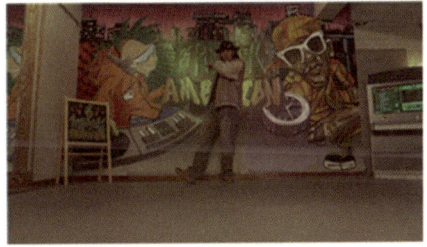

2. 몸을 오른쪽으로 틀며 오른발 힐을 내려놓는다.

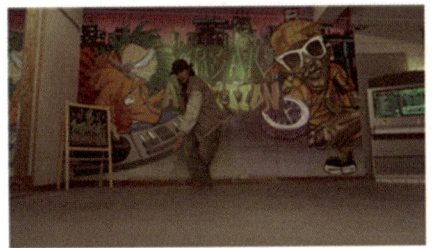

3. 오른발을 그 위치에 내려놓으며 왼발이 오른발 뒤로 이동한다. 다리가 교차하며 다리 사이 빈 공간이 없도록 한다.

¿MISSION?

! MISSION   LEVEL 21~25

1hand cartwheel

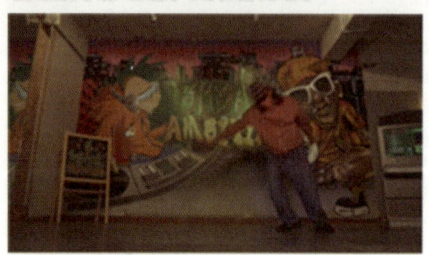

1. 오른쪽으로 발을 내디디며 몸의 무게를 이동시킨다.

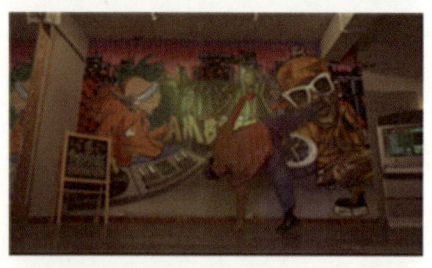

2. 상체를 기울여 해당 손을 바닥에 차례로 짚는다.

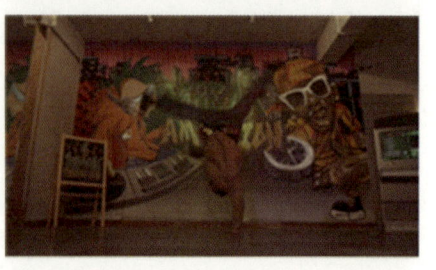

3. 다리를 힘껏 차올리고 바닥에 짚은 손으로 바닥을 강하게 밀어 지탱해 준다.

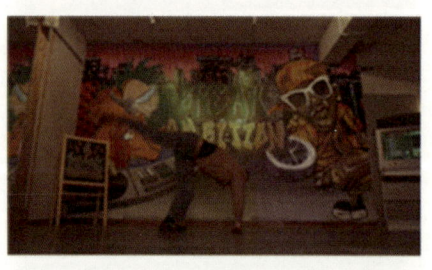

4. 다리를 차례로 내려놓는다.

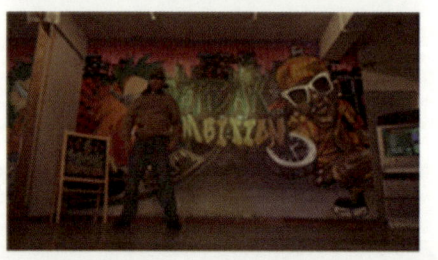

5. 오른손으로 바닥을 밀고 상체를 일으켜 두 발로 균형을 잡는다.

MISSION
LEVEL 21~25

Coin drop to freeze

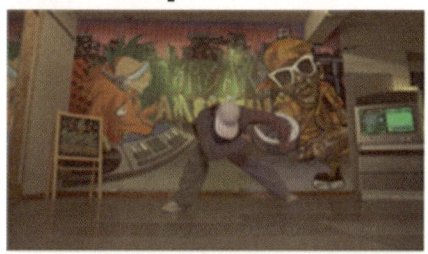

1. 본인이 파워 무브를 준비할 때 몸을 오른쪽으로 틀었다면, 해당 동작은 몸을 왼쪽으로 비틀며 허리는 숙여준다.

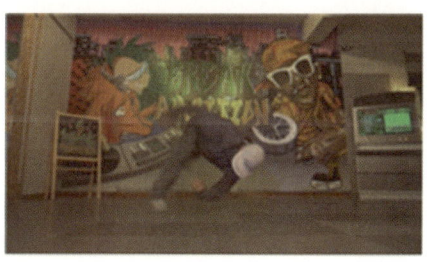

2. 왼팔을 완만하게 말고 있는 상태로 바닥에 던져주며 점프를 진행한다.

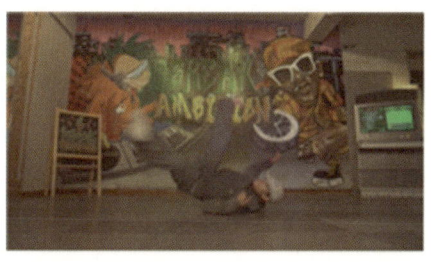

3. 등(날개뼈 사이)이 바닥에 닿으면 오른팔을 오른쪽으로 비틀면서 돈다.

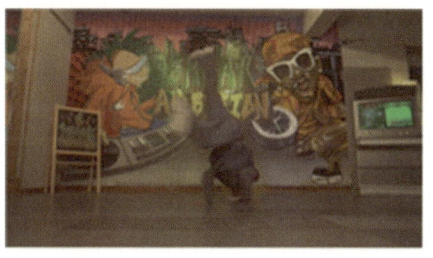

4. 상체를 오른쪽으로 돌려주며 양손을 바닥에 짚어준다.

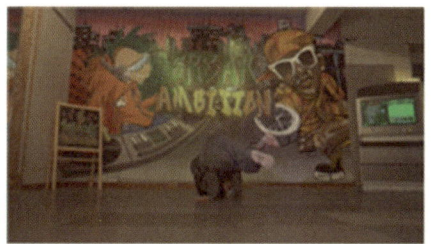

5. 왼팔을 배에 받치면서 프리즈를 잡는다.

MISSION

LEVEL 21~25

Hand glide

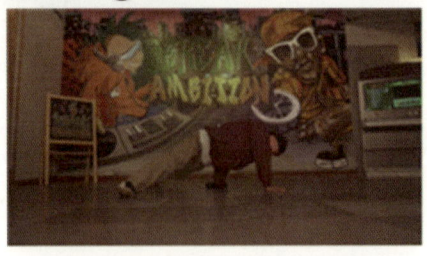

1. 왼손을 바닥에 짚고 팔꿈치를 배에 받친다. 이때의 모양은 베이비 프리즈와 비슷하지만 머리는 바닥에서 떨어진다.

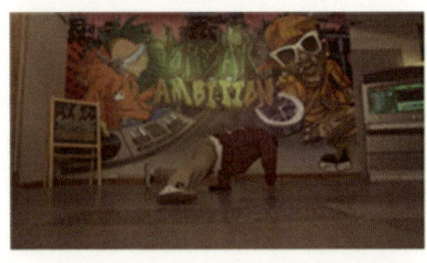

2. 오른손을 눈 앞쪽 바닥에 짚어준다.

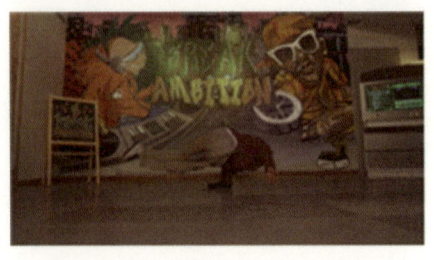

3. 오른손은 아래 방향으로 바닥을 당기며 원심력을 일으켜 2번부터 반복한다.

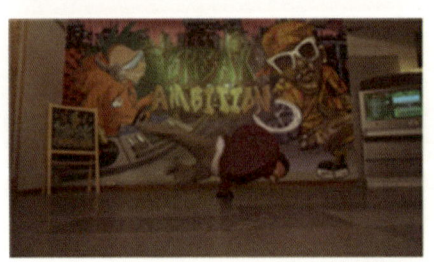

4. 중심이 잡힐 만큼 원심력이 일어나면 오른손을 쓰지 않고 왼손으로 버텨본다.

MISSION

LEVEL 21~25

Shoulder pop freeze

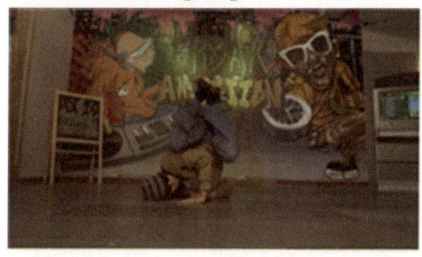

1. 숄더 프리즈에서 시작한다.

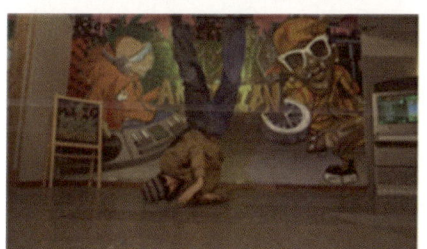

2. 양 다리를 하늘로 펼쳐주며 왼손으로 바닥을 밀어 점프해 준다.

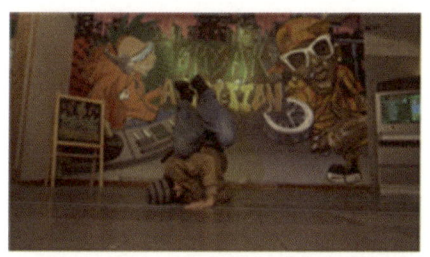

3. 양 다리를 몸 쪽으로 모아주면서 왼손으로 바닥을 짚어 충격을 흡수한다.

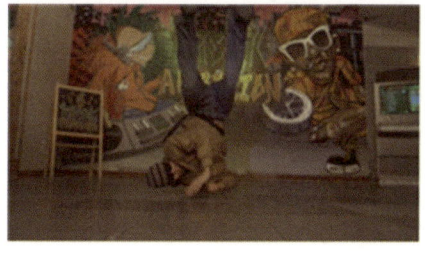

4. 2번부터 반복한다. 이때 다리를 정확하게 하늘 방향으로 차는 것이 중요하다.

! CLEAR !

L
E
V
E
L

26

1foot slide go down

원풋 슬라이드 고 다운

*QR코드를 스캔하시면 동영상이 재생됩니다

중급 1/5

여유가 있으면 발목도 살짝 꺾어서 해보자!

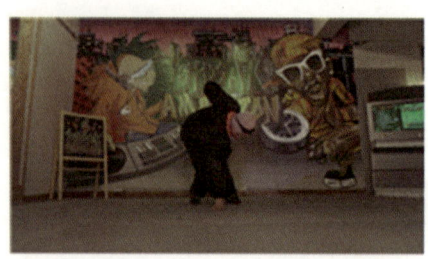

1. 오른손을 몸 바로 앞 정면 바닥에 내려준다.

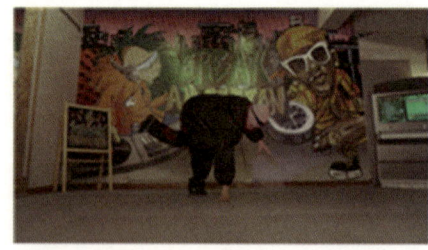

2. 왼발을 들어주며 왼쪽 방향을 바라본다.

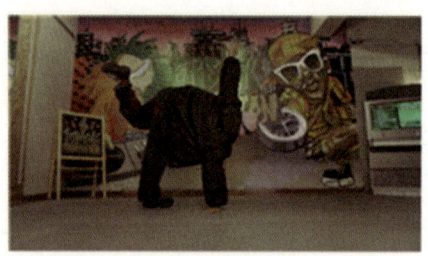

3. 오른발 바닥의 옆부분을 쓸면서 정면을 향해 전진한다.

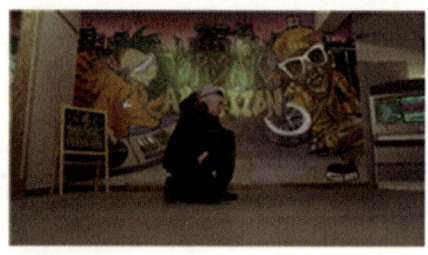

4. 왼발을 몸 앞으로 가져와 제자리에 앉는다.

4figure elbow freeze

포피겨 엘보우 프리즈

*QR코드를 스캔하시면 동영상이 재생됩니다

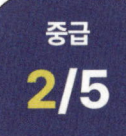

마치 송전탑이 된 것처럼 프리즈를 잡아보자!

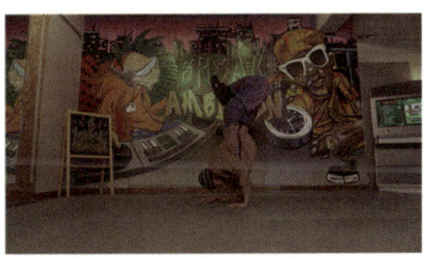

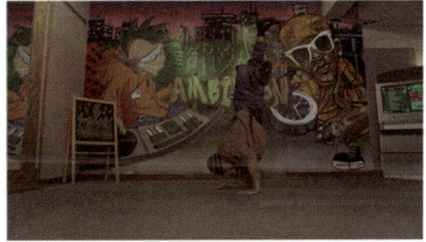

1. 엘보우 프리즈 자세를 잡아준다.

2. 왼 다리를 오른 무릎 위에 올리며 다리를 90도 접어준다. 오른 다리를 펴며 하늘을 향해 올린다.

4figure footwork

포피겨 풋워크

*QR코드를 스캔하시면 동영상이 재생됩니다

중급 3/5

힘차게 축구하듯이 차 보자!

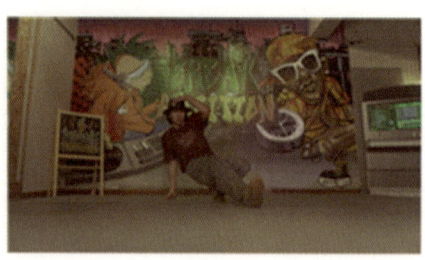

1. 오른손으로 몸을 지탱 후 오른발을 왼발 앞으로 펼쳐준다.

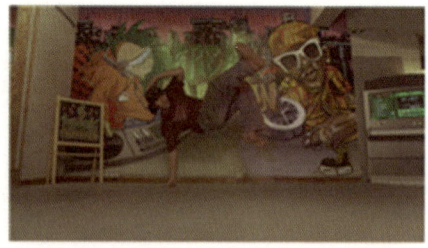

2. 점프를 하여 왼발을 접은 상태로 들어주고 오른발을 펴준 상태로 공중으로 올린다.

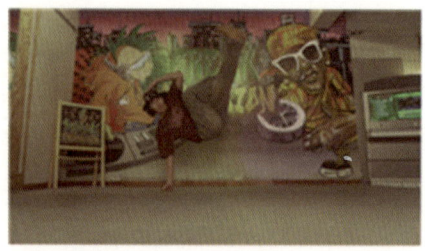

3. 왼발을 펴고 오른발을 왼 무릎 위에 올린다. 이때 양다리의 공간이 없도록 한다.

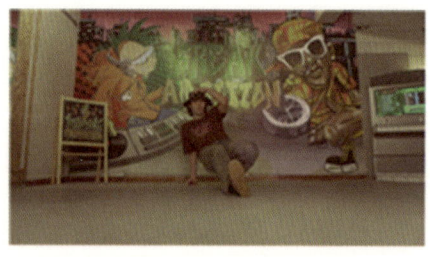

4. 왼발을 접고 오른발을 펼쳐서 착지한다.

Back skip twist indian step

백 스킵 트위스트 인디언 스텝

*QR코드를 스캔하시면 동영상이 재생됩니다

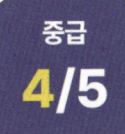

다리만 움직이는 것처럼 보이게 시도해 보자!

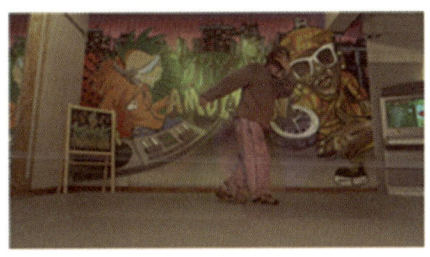

1. 트위스트 인디언 마지막 포즈를 잡아준다.

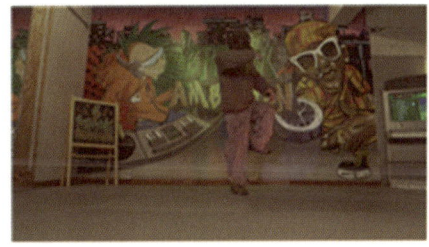

2. 왼발을 수직으로 90도로 만든 후 올린다. 이때 오른발을 바닥을 쓸며 몸쪽으로 당겨준다.

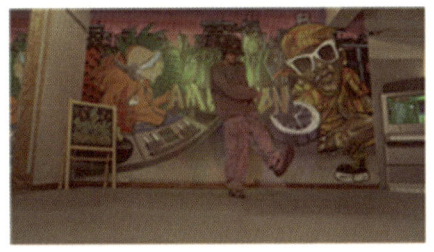

3. 왼발을 다시 정면 30도 높이로 펼쳐준다.

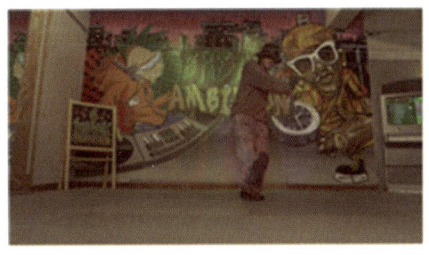

4. 왼발을 내리고 오른 다리를 정면 20도 높이로 펼쳐준다.

Back skip twist indian step

백 스킵 트위스트 인디언 스텝

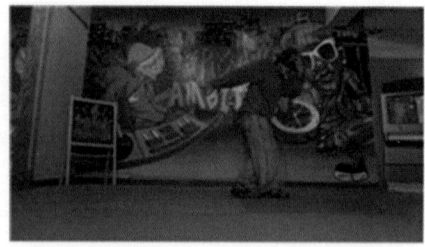

5. 한 번 더 트위스트 인디언 마지막 포즈를 잡아준다.

Rewind twist indian

리와인드 트위스트 인디언

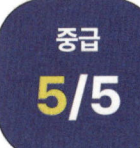

중급 5/5

손빨래 물 짜듯이 움직여보자!

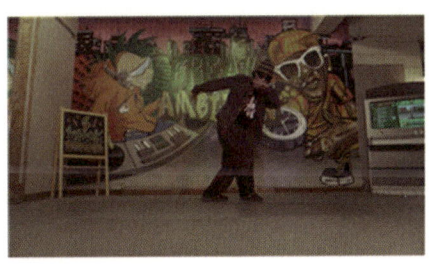

1. 트위스트 인디언의 마지막 자세를 잡아준다.

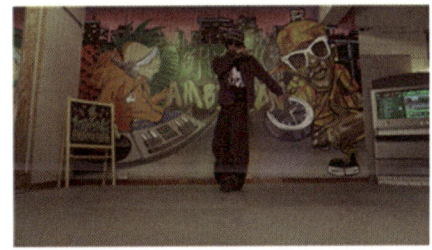

2. 정면을 향하여 몸을 틀고 오른발 바닥의 옆부분을 바닥에 끌어준다.

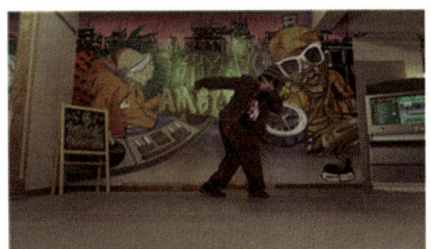

3. 다시 트위스트 인디언의 마지막 포즈를 잡아준다.

L
E
V
E
L

27

Bronx cross step

브롱스 크로스 스텝

*QR코드를 스캔하시면 동영상이 재생됩니다

중급 1/5

크로스 하기 전에 확실히 다운하면 더욱더 잘 보일 거야!

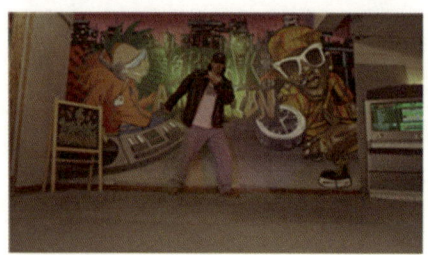

1. 브롱스 스텝을 두 번 반복한다.

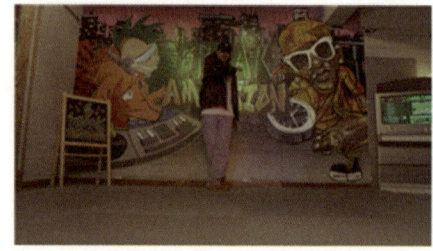

2. 세 번째에 왼발을 내리고 오른발을 왼발 뒤로 이동시킨다. 이때 다리가 교차되며 양다리 사이 공간을 없앤다.

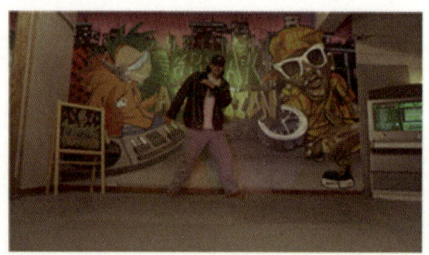

3. 다시 두 다리를 양쪽으로 어깨너비의 1.5배로 벌려준다.

Kick & front step

킥 & 프론트 스텝　　　　　　　　*QR코드를 스캔하시면 동영상이 재생됩니다

중급 2/5

에너지 넘치게 해봐!

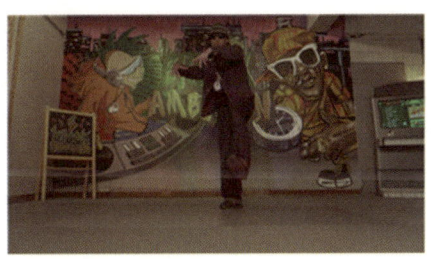 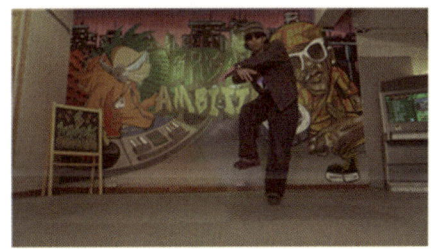

1. 왼발을 앞으로 차고 양손을 가슴 높이로 정면을 향해 뻗어준다.

2. 오른발을 들어주며 양손을 교차해 포즈를 잡아준다.

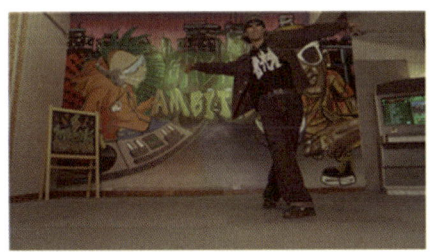

3. 오른발을 왼발 앞에 위치하여 오른 발뒤꿈치를 45도 틀고 양손을 어깨 높이 양옆으로 올린다.

Pole pilot freeze

폴 파일럿 프리즈

*QR코드를 스캔하시면 동영상이 재생됩니다

중급
3/5

다리와 손으로 몸의 중심을 잘 맞춰야 해!

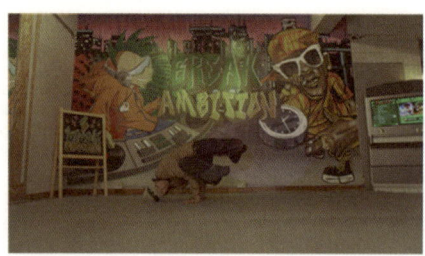

1. 베이비 프리즈를 잡아준다

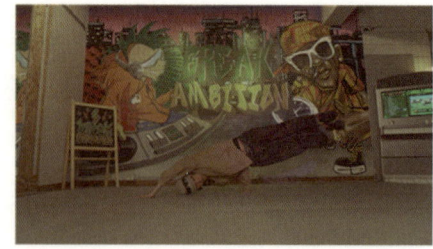

2. 왼손을 머리 위로 올려주고 두 다리를 모아 일직선으로 왼쪽 방향으로 뻗어준다. 이때 두 다리는 바닥에 떨어지지 않게 한다.

Reverse cc footwork

리버스 씨씨 풋워크　　　　　　　　　*QR코드를 스캔하시면 동영상이 재생됩니다

중급 4/5

기본 씨씨가 지루하다면 이런 씨씨는 어때?

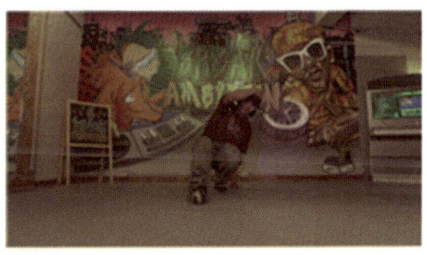

1. 왼손으로 몸을 지탱하고 오른발을 정면에 펼쳐준다.

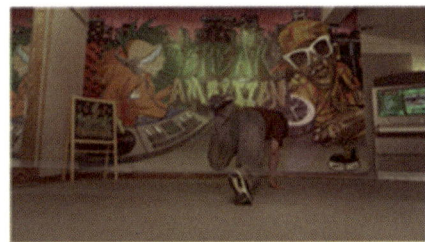

2. 오른손을 왼손 옆에 내려주며 왼발을 같이 들어준다.

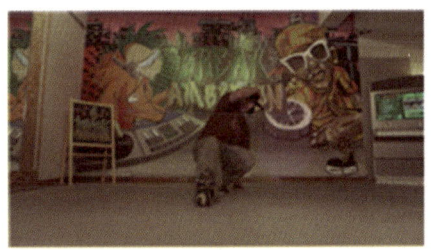

3. 다시 첫 번째 자세로 돌아온다.

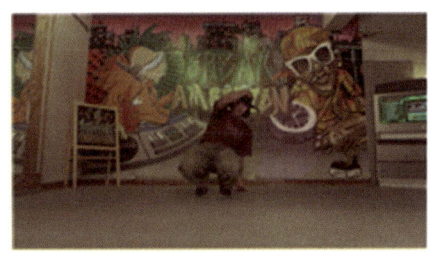

4. 오른발을 몸 쪽으로 당겨와 식스스텝 앞 자세를 만든다.

Step & wave step

스텝 & 웨이브 스텝

*QR코드를 스캔하시면 동영상이 재생됩니다

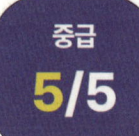

너의 섹시함을 보여줘!

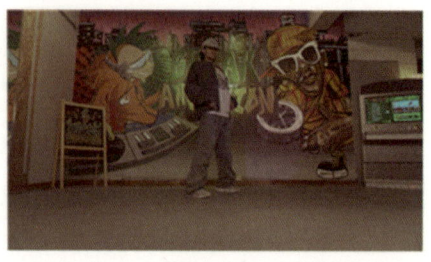

1. 왼쪽을 바라보고 두 다리를 벌린다. 그 상태에서 가슴을 몸 앞으로 내밀어 준다.

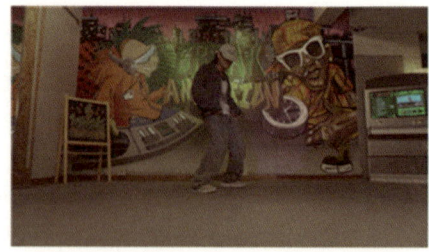

2. 내민 가슴을 다시금 몸 안쪽으로 들여보낸다.

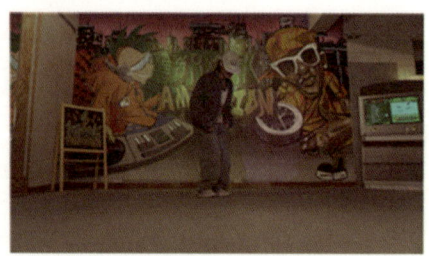

3. 두 다리를 모으고 상체를 완전히 닫아서 웅크린다.

L
E
V
E
L

28

1leg cc footwork

원레그 씨씨 풋워크

*QR코드를 스캔하시면 동영상이 재생됩니다

중급 1/5

공중에서 다리를 쫙 펴주고 그대로 찍어주는 게 포인트!

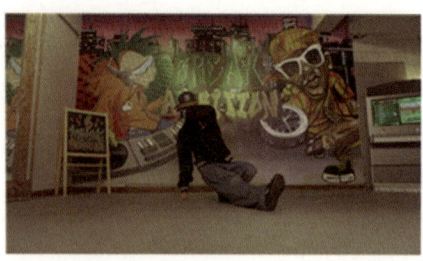

1. 오른손으로 몸을 지탱 후 오른발을 왼발 앞으로 펼쳐준다.

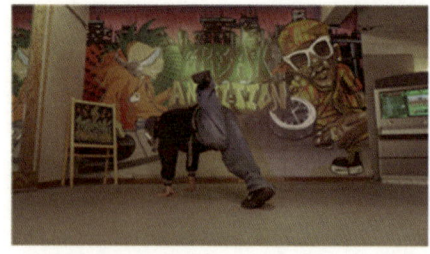

2. 왼손을 오른손과 같은 위치에 내려주며 왼발을 하늘 위로 들어준다. 이때 다리는 접은 상태이다.

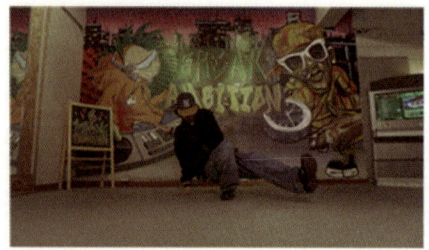

3. 내려오면서 바로 오른 다리는 접어주고 왼 다리를 펴며 똑같은 타이밍에 두 다리의 자세를 만들어준다.

Arch elbow freeze

아치 엘보우 프리즈

*QR코드를 스캔하시면 동영상이 재생됩니다

중급 2/5

엘보우로 중심을 잡고 고개를 들어주는 것이 중요해!

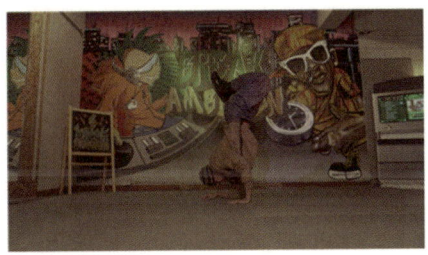

1. 엘보우 프리즈를 잡아준다.

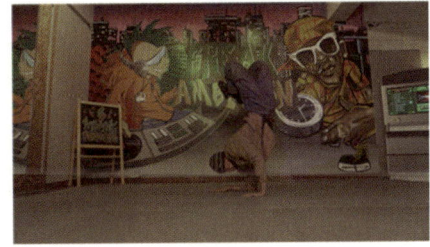

2. 왼 다리 발목에 오른 다리를 올리며 발을 교차시켜준다. 이때 다리는 접힌 상태로 진행한다. 그 후 최대한 허리를 뒤로 보내며 포즈를 만든다.

Kick & side running step

킥 & 사이드 러닝 스텝　　　　　　　　*QR코드를 스캔하시면 동영상이 재생됩니다

중급 3/5

달리기 선수가 세레모니 하듯이 해보자!

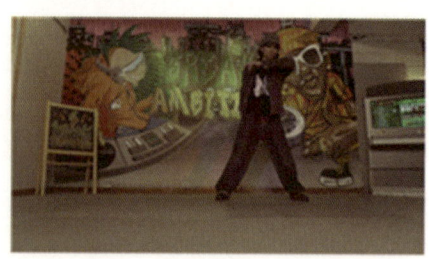

1. 사이드스텝을 한다.

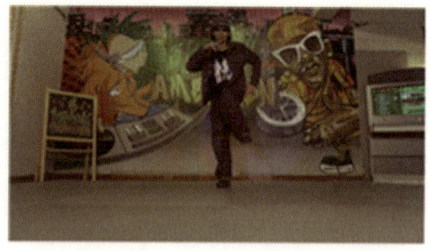

2. 마지막 자세에서 왼발을 몸 쪽으로 들어준다.

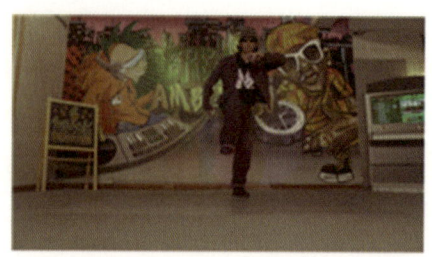

3. 왼발을 내리고 오른발을 들어준다.

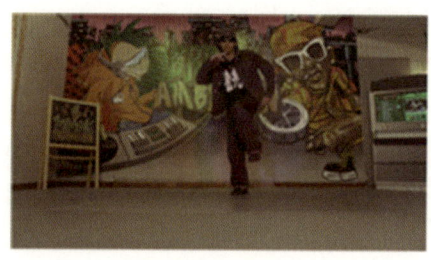

4. 다시 왼발을 들어준다.

Kick & side running step

킥 & 사이드 러닝 스텝

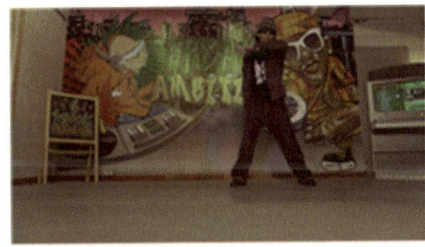

5. 마지막으로 왼쪽 방향으로 왼발을 내려주며 스텝을 한다.

Pin turn twist indian step

핀 턴 트위스트 인디언 스텝

*QR코드를 스캔하시면 동영상이 재생됩니다

중급 4/5

지뢰를 밟았을 때 춤을 춰야 한다면 이 춤을!

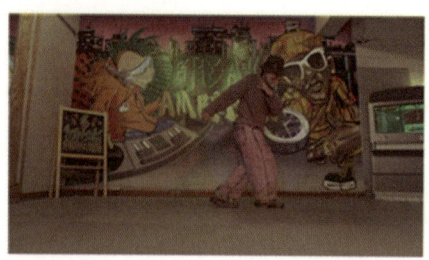

1. 트위스트 인디언 스텝을 진행한다.

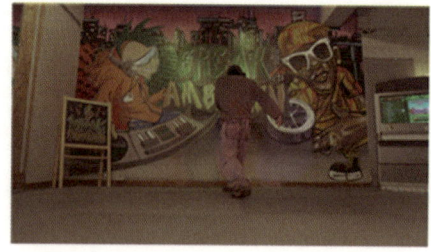

2. 마지막 자세에서 오른발을 그대로 뒤 방향으로 이동한다. 몸을 왼쪽으로 틀어준다.

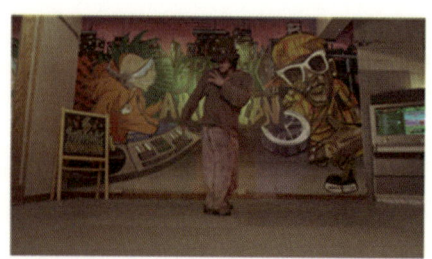

3. 한 번 더 왼쪽으로 틀어 정면을 바라보며 정면 앞에 오른발을 내려놓는다.

Side double twist indian step

사이드 더블 트위스트 인디언 스텝   *QR코드를 스캔하시면 동영상이 재생됩니다

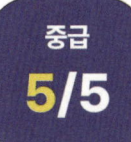

옆으로 갈 때 상체 위치를 바꿔보는 것도 시도해 보자!

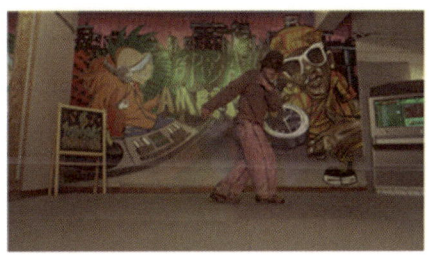

1. 트위스트 인디언 스텝을 진행한다.

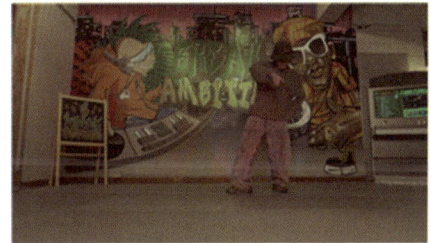

2. 마지막 자세에서 왼발을 왼쪽으로 한번 이동하며 오른발 뒷꿈치를 축으로 몸을 열어준다.

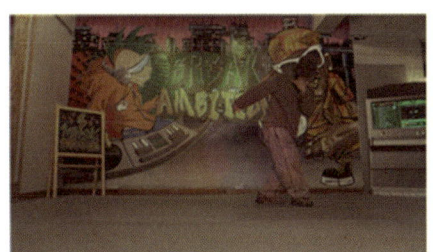

3. 한 번 더 몸을 닫으며 트위스트인디언 마지막 자세를 만든다.

LEVEL

29

4corner drag step

포코너 드래그 스텝

*QR코드를 스캔하시면 동영상이 재생됩니다

중급 1/5

스텝하고 되돌아 올 때 골반이 중요하다고!

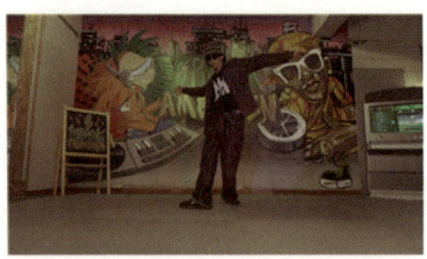

1. 오른 다리를 몸 앞으로 펼쳐준다. 이때 오른 다리의 옆 날이 정면을 향하게 한다.

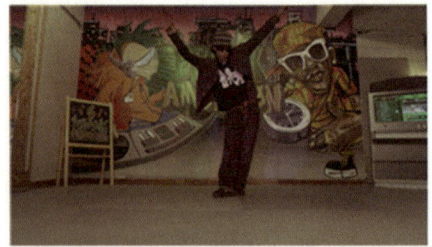

2. 오른 다리를 왼쪽 다리가 있는 위치까지 바닥을 쓸며 끌고 온다. 이때 골반은 왼쪽을 향한다.

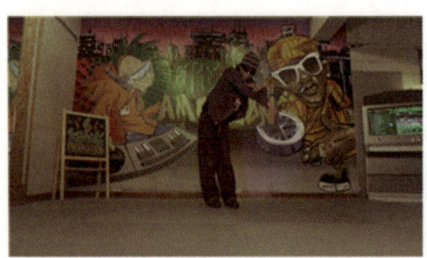

3. 그 상태로 골반을 오른쪽으로 바꾸어주며 몸을 왼쪽으로 45도 숙여준다.

Arch air freeze

아치 에어 프리즈

*QR코드를 스캔하시면 동영상이 재생됩니다

중급 2/5

허리를 활처럼 휘게 해보자!

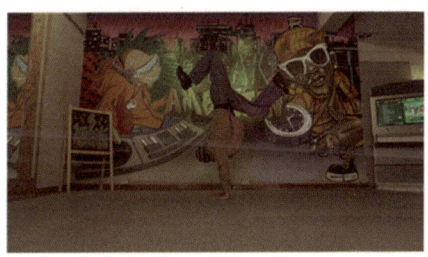

1. 핸드스탠드를 만든다.

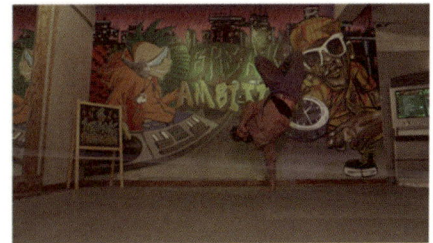

2. 두 다리를 교차하여 포즈를 잡은 후 몸의 뒤쪽으로 보내준다. 이때 왼손을 바닥에서 올려주며 허리를 최대한 꺾어준다.

Back cc footwork

백 씨씨 풋워크

*QR코드를 스캔하시면 동영상이 재생됩니다

중급 3/5

좀 더 크게 크게 확실하게 보여줘!

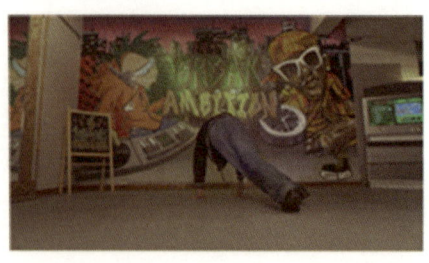

1. 왼 다리를 왼쪽 방향으로 이동시킨다. 이때 오른 다리와 오른손 사이로 이동한다.

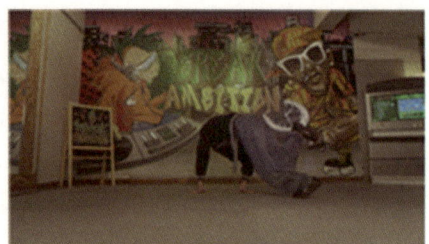

2. 오른 무릎을 왼 무릎 뒤로 이동시킨다. 이때 오른 다리를 접어준다.

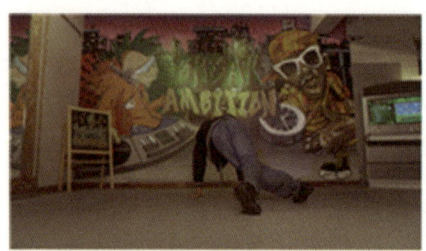

3. 오른 다리를 제자리에 내린다.

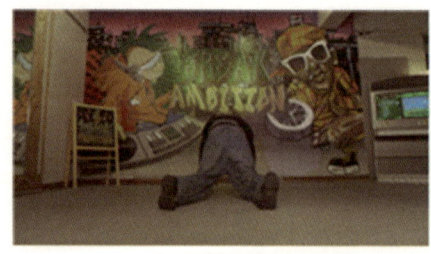

4. 왼 다리를 왼쪽으로 이동시켜 기본 식스 스텝 자세를 만든다.

Bronx back drag step

브롱스 백 드래그 스텝   *QR코드를 스캔하시면 동영상이 재생됩니다

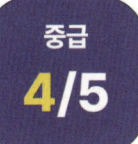

중급 4/5

발을 끌 때 위로 갔다가 다시 돌아올 때 아래로 내리는 게 포인트!

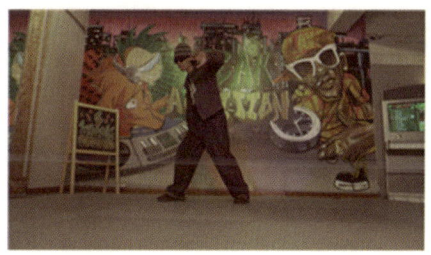

1. 브롱스 스텝을 하여 마지막 자세를 만들어준다.

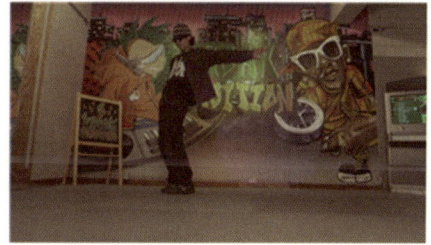

2. 왼 다리를 오른 다리까지 천천히 바닥을 쓸며 당겨준다. 이때 몸을 위로 올린다.

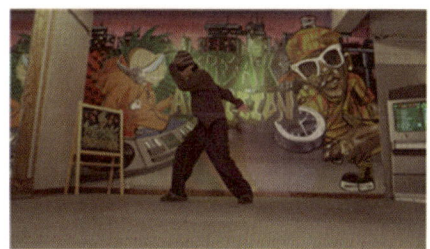

3. 다시 제자리로 밀면서 왼다리를 내려놓는다.

Front knee drop

프론트 니 드랍

*QR코드를 스캔하시면 동영상이 재생됩니다

중급 5/5

운동회 때 100m 달리기 스타트로 하면 당신은 인기쟁이!

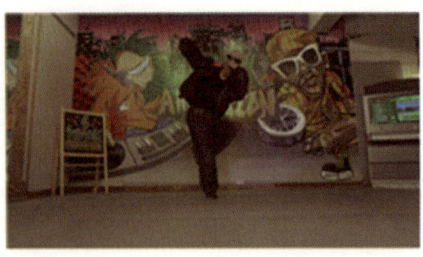

1. 왼 다리가 오른 다리 무릎 뒤에 이동한다.

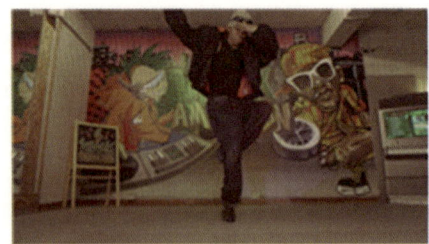

2. 그 상태로 앞으로 전진하며 점프해준다.

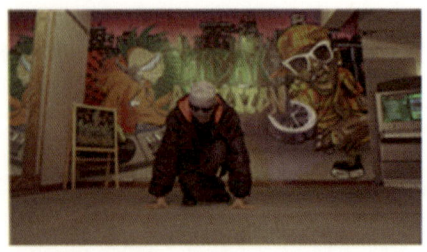

3. 니 드랍 고 다운을 하며 바로 왼 발바닥을 바닥에 내려놓고 양손을 바닥에 내려준다.

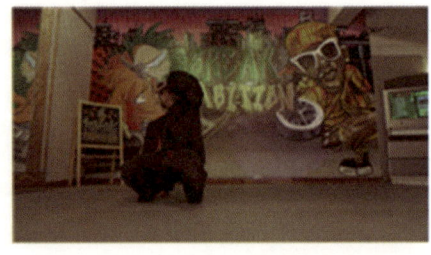

4. 식스 스텝 앞자세를 만들어준다.

L
E
V
E
L

30

2leg hop indian step

투레그 홉 인디언 스텝

*QR코드를 스캔하시면 동영상이 재생됩니다

중급 1/5

내가 쪼그려 앉는 건 추진력을 얻기 위함이다!

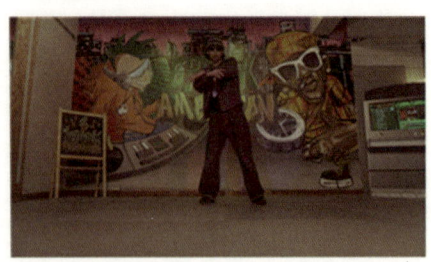

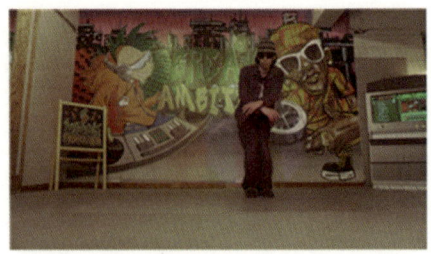

1. 왼 다리를 왼쪽 방향으로 보내준다. 넓이는 어깨너비로 벌린다.

2. 오른 다리를 왼 다리 있는 곳으로 이동한다. 이때 무릎을 20도 접고 몸을 약간 숙인다.

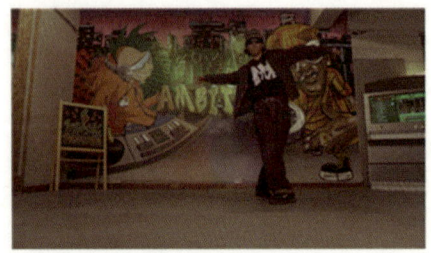

3. 오른 다리를 왼 다리 앞으로 보내며 왼 발바닥을 45도 틀어준다. 양손은 어깨높이로 올린다.

Back roll to handstand

백 롤 투 핸드 스탠드

*QR코드를 스캔하시면 동영상이 재생됩니다

중급 2/5

뒤굴러서 기지개를 켜듯이 쫘악 펴봐!

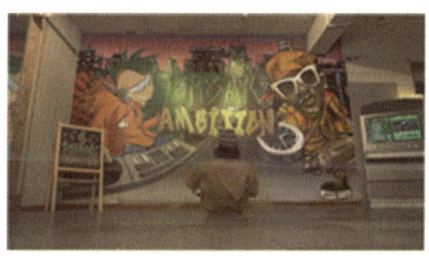

1. 제자리에 앉아 엉덩이, 허리, 목의 순서로 바닥에 내려놓는다.

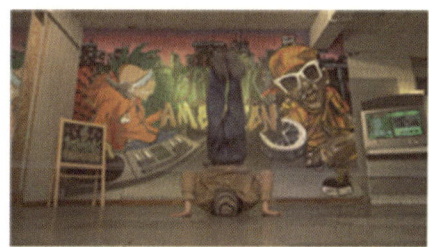

2. 양손을 머리 옆에 대고 다리를 하늘을 향해 올려준다.

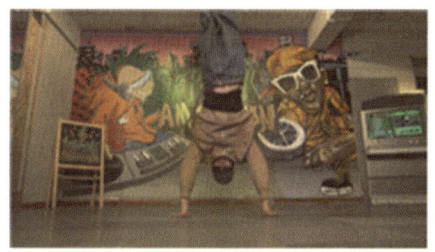

3. 두 팔을 피고 물구나무로 올려준다. 이때 두다리는 모아져 있다.

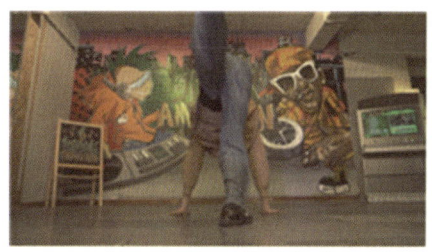

4. 한발부터 천천히 떨어지며 손을 올려 상체를 세워준다.

Hong10 freeze

홍텐 프리즈

*QR코드를 스캔하시면 동영상이 재생됩니다

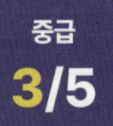

중급
3/5

역사가 깊은 프리즈야!

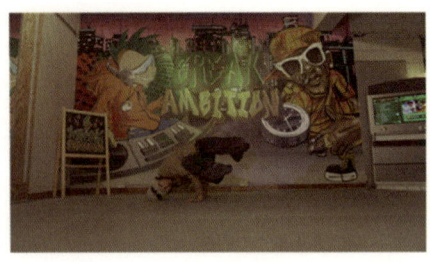

1. 베이비 프리즈를 잡는다.

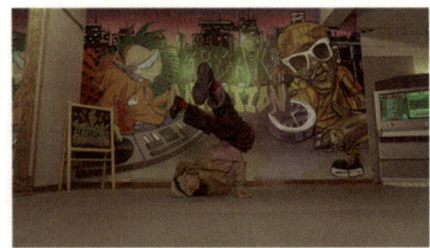

2. 왼손을 머리 뒤 위치까지 올려 바닥을 잡아준다. 양다리를 오른쪽 방향을 통해 무릎을 펴고 양다리 사이를 90도로 만들어준다. 이때 오른손 팔꿈치의 위치는 옆구리에 있도록 한다.

Hook head freeze

후크 헤드 프리즈   *QR코드를 스캔하시면 동영상이 재생됩니다

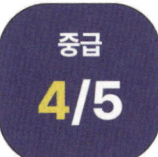

유연성이 있는 사람은 좀 더 허리를 옆쪽으로 꺾으면 더 멋있다고!

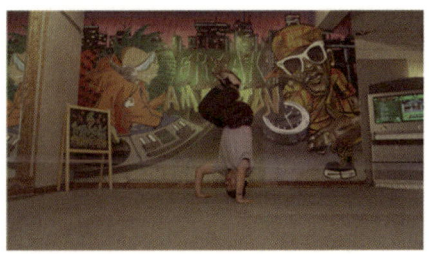

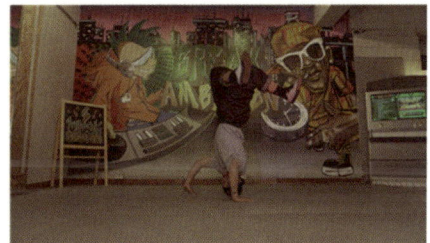

1. 헤드 프리즈를 만든다.

2. 왼 다리를 접어 오른 다리 무릎 위에 올린다. 왼 다리는 90도로 접은 상태이고 오른발 바닥은 몸의 뒤를 향하게 한다.

Ninja spin cc footwork

닌자 스핀 씨씨 풋워크

*QR코드를 스캔하시면 동영상이 재생됩니다

중급
5/5

닌자처럼 재빠르고 날쌔게!

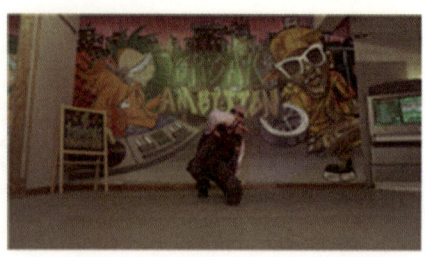

1. 왼팔로 몸을 지탱하고 왼 다리를 펼쳐준다.

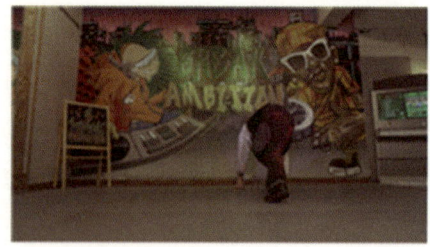

2. 오른손을 왼쪽 손위치로 이동하며 오른 다리를 펼쳐 왼 무릎 위로 올려준다.

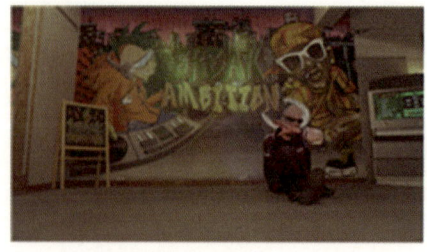

3. 그 상태에서 왼쪽으로 한 번 더 돌아 정면을 향해주고 엉덩이를 바닥에 내려놓는다.

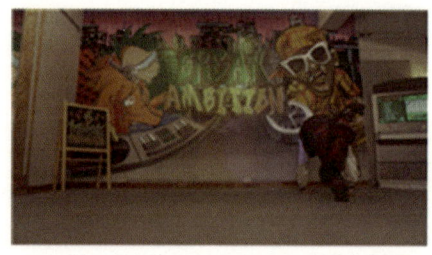

4. 한 번 더 몸을 왼쪽으로 틀고 오른발 무릎 뒤에 왼발을 90도 접어 자세를 잡아준다.

? MISSION ?

! MISSION　　　LEVEL 26~30

Front hand spring

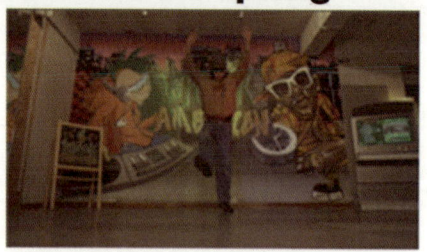

1. 양발을 어깨너비로 벌리고 두 팔을 머리 위로 곧게 뻗은 상태로 오른발을 전방 20도로 펼쳐 서서 준비한다.

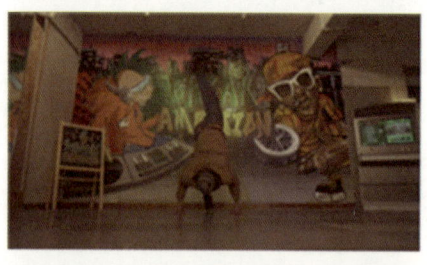

2. 상체를 빠르게 앞으로 숙이며 오른발을 바닥에 내려놓아 왼발을 뒤로 힘껏 차올려준다. 이때 양손을 바닥에 짚어 몸의 무게를 받친다.

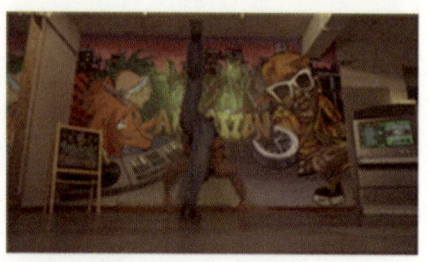

3. 돌아가는 회전력을 이용하여, 양팔과 양 손가락으로 바닥을 힘차게 밀어 왼발을 먼저 착지한다.

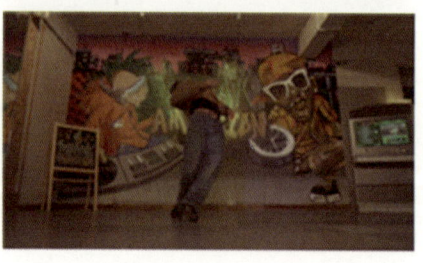

4. 오른발을 왼발 뒤로 가져오는 반동과 양팔을 앞으로 가져오는 반동을 이용해 상체를 일으켜 세워준다. 이후 일어나서 포즈로 마무리하거나 1번부터 반복하여 연결한다.

MISSION
LEVEL 26~30

Halo

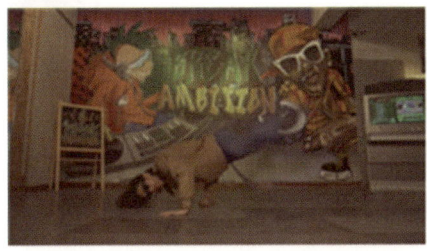

1. 오른 다리를 뒤로 들면서 허리를 숙여 오른팔 파일럿 프리즈 자세를 한다.

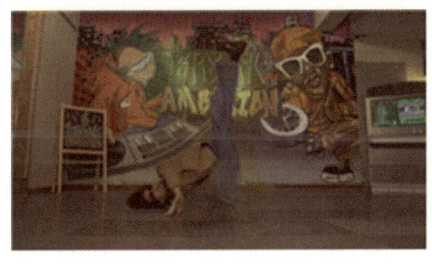

2. 양쪽 다리를 좌우로 벌리면서 회전력을 일으킨다.

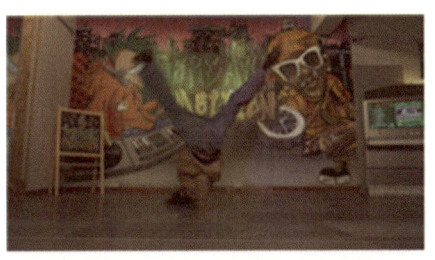

3. 머리를 시계방향으로 바닥에서 끌어주며, 왼 다리를 왼쪽 귀를 향하여 크게 돌려준다. 이때 허리는 높이 세워준다.

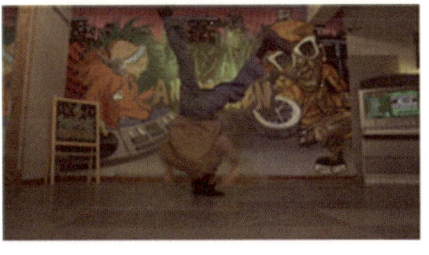

4. 왼 다리는 계속 회전하고 있는 중에 오른 다리를 회전하는 방향으로 높이 차올린다. 동시에 오른손으로 바닥을 밀어낸다.

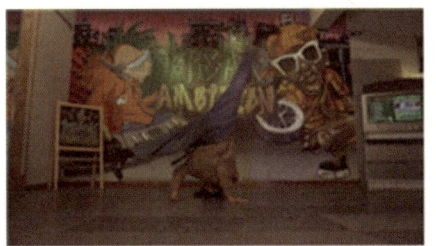

5. 상체를 비틀어서 다시 프리즈를 받치고, 4번부터 반복한다.

! MISSION

LEVEL 26~30

Head coin drop

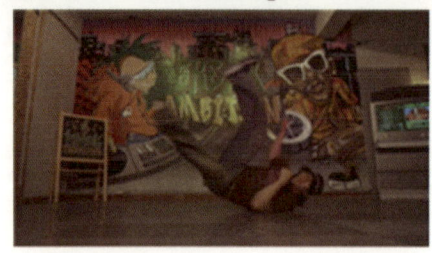

1. 코인 드롭 동작을 해준다.

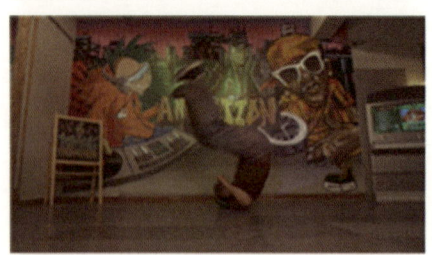

2. 머리는 계속 땅에 있는 채로 반동을 이용하여 양다리를 하늘로 펼쳐준다.

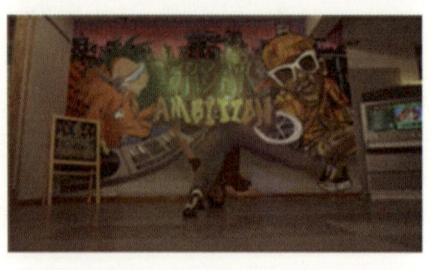

3. 왼발 먼저 착지한다. 이때 머리는 계속 바닥에 붙어있다.

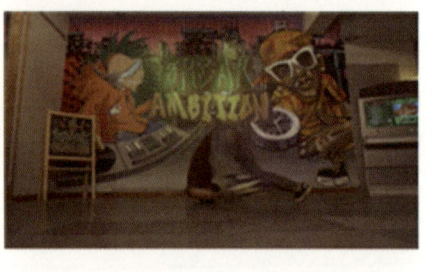

4. 오른발을 착지하며 왼발을 들어 양팔을 몸의 오른쪽으로 돌려준다.

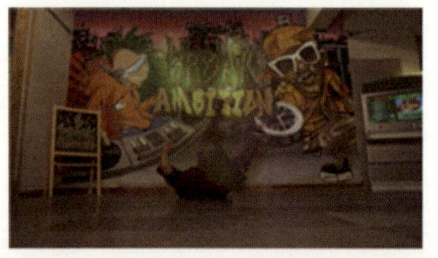

5. 1번 동작부터 반복한다.

! MISSION LEVEL 26~30

Head spin drill

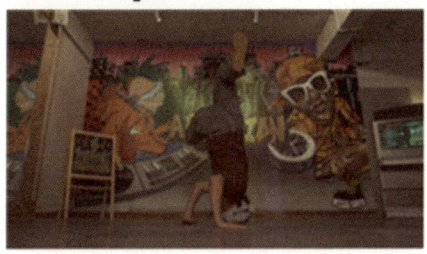

1. 헤드 프리즈를 잡는다. 이때 돌고자 하는 방향과는 반대 방향으로 양쪽 다리 모두 비틀어준다. 다리의 모양은 자전거를 타고 있는 듯한 모양이다.

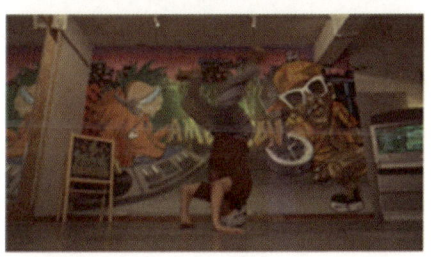

2. 돌고자 하는 방향으로 양쪽 다리를 돌린다. 이때 허리는 정확하게 펴져 있어야 한다.

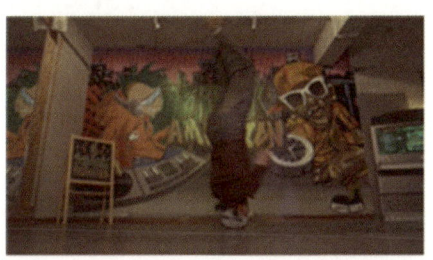

3. 양손을 바닥에서 떼고 상체를 도는 방향으로 비틀며 양팔을 가슴 앞으로 모은다. 이때 허벅지를 붙이며 양쪽 발목도 서로 붙여준다. 오른쪽 발이 앞, 왼쪽 발이 뒤에 위치한다.

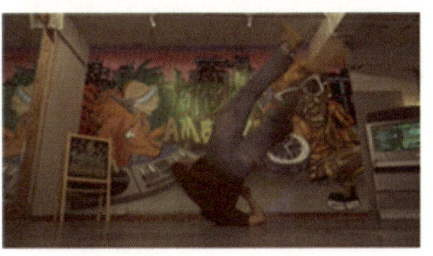

4. 왼쪽 어깨를 바닥에 쓸어 내려가면서 바닥에 눕는다. 이때 양다리가 가장 마지막에 떨어지도록 하늘에 위치한다.

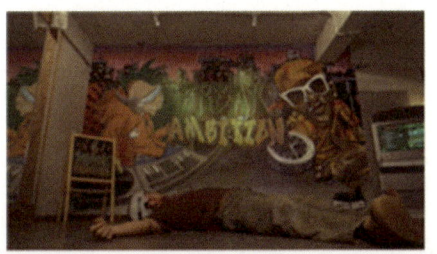

5. 양팔과 양다리를 바닥에 내려 뻗어준다. 이때 양팔과 양다리가 모두 바닥에 떨어지기 전까지 힘을 빼지 않는다.

¡ CLEAR !

LEVEL

31

1leg side bridge freeze

원레그 사이드 브릿지 프리즈

*QR코드를 스캔하시면 동영상이 재생됩니다

중급 1/5

깜짝 선물로 불 다 끄고 동작을 취하면 악몽 꿀 듯...

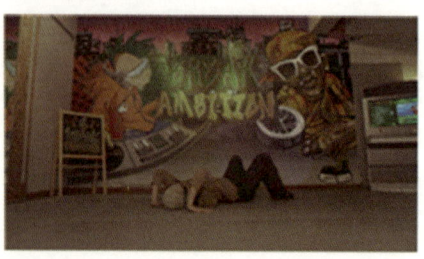

1. 누워서 양손을 머리 옆으로 내려준다. 다리를 접어 무릎을 접어준다.

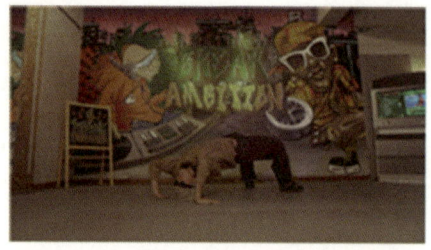

2. 허리와 등을 들고 머리와 발로 중심을 잡아준다.

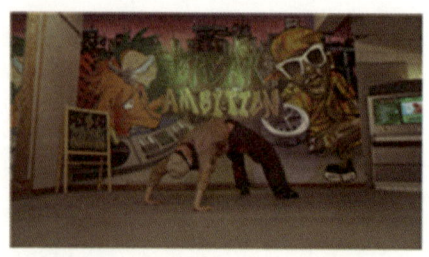

3. 머리를 들고 몸을 더욱 하늘로 향하게 한다.

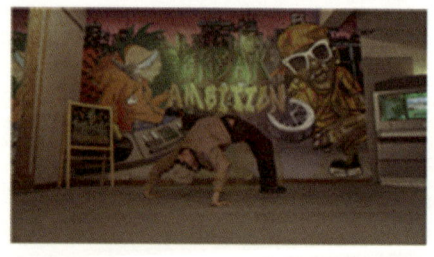

4. 왼발을 왼쪽 옆구리 방향으로 들어주며 다리를 접지 않고 편 상태에서 자세를 잡는다.

Cross footwork

크로스 풋워크

*QR코드를 스캔하시면 동영상이 재생됩니다

중급 2/5

이 동작을 보면 도둑이 지붕을 걸어 다니는 게 생각나!

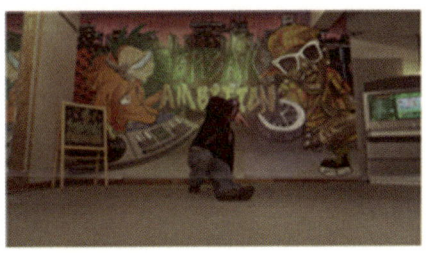

1. 왼팔로 몸을 지탱 후 왼발을 정면 방향으로 펼쳐준다.

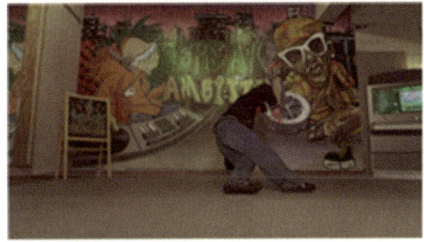

2. 오른발을 왼쪽 방향으로 왼 다리를 넘어서 이동한다.

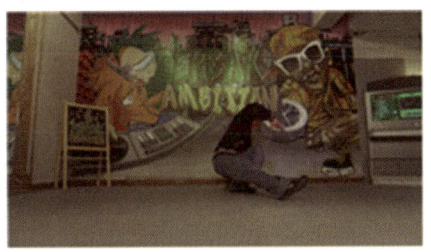

3. 왼 다리를 접어주며 몸 쪽으로 당겨준다.

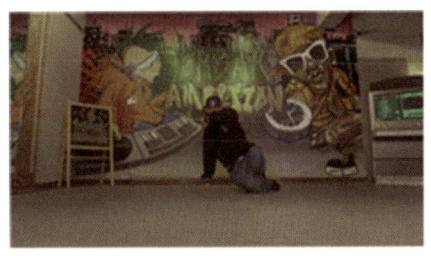

4. 왼손에서 오른손으로 바꾸어준다. 이때 식스 스텝 5번 자세를 만든다.

Hook air freeze

후크 에어 프리즈

*QR코드를 스캔하시면 동영상이 재생됩니다

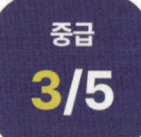

땅 짚는 손을 멱살 잡듯이 잡으면 더욱더 버틸 수 있다는 사실!

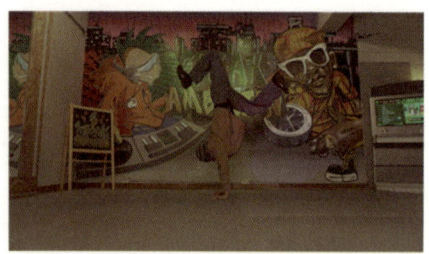

1. 핸드스탠드를 만들어준다.

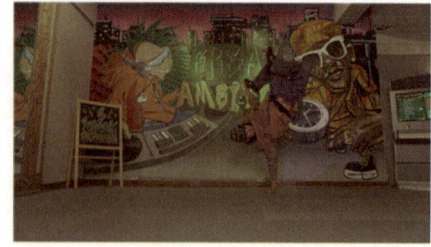

2. 오른 다리가 왼 다리 무릎 위로 이동하고 두 다리를 접어 각각 90도를 만든다. 이때 왼손으로 왼 다리의 발을 잡아준다.

Inside knee roll twist indian step

인사이드 니 롤 트위스트 인디언 스텝   *QR코드를 스캔하시면 동영상이 재생됩니다

중급
4/5

확실히 접으면서 돌려주는 게 꿀팁!

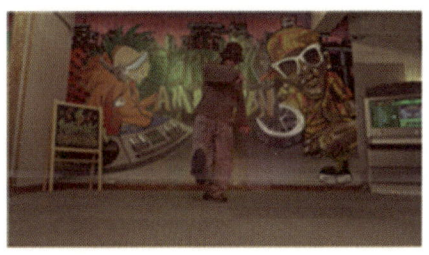

1. 트위스트 인디언의 마지막 자세를 만들어준다.

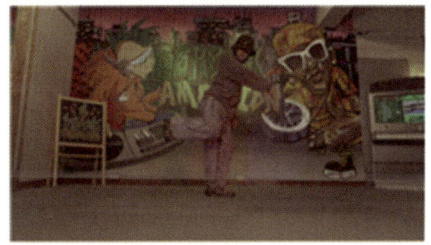

2. 오른발을 정면으로 20도 높이로 펼쳐준다.

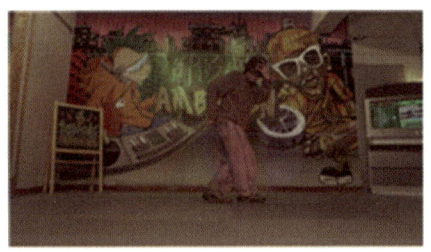

3. 오른발 바닥을 오른쪽 방향으로 보이게 다리를 몸의 안쪽으로 원을 돌려준다.

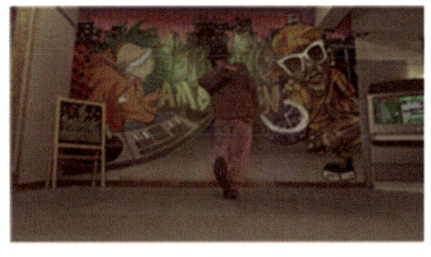

4. 바로 마지막 자세를 다시 만들어준다.

Kick kick back kick step

킥 킥 백 킥 스텝 *QR코드를 스캔하시면 동영상이 재생됩니다

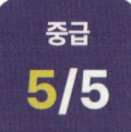

중급 5/5

다리를 펴고 끝까지 고정해 줘!

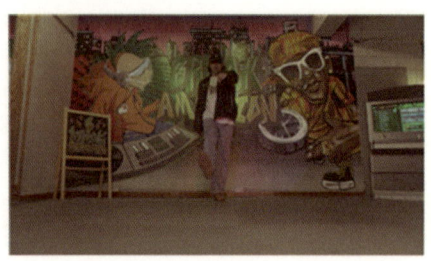

1. 킥앤킥 두 번을 한다.

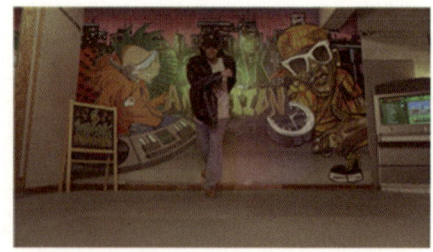

2. 마지막 오른발을 펼치고 공중에 있는 상태에서 왼발이 정면 앞 방향으로 이동한다.

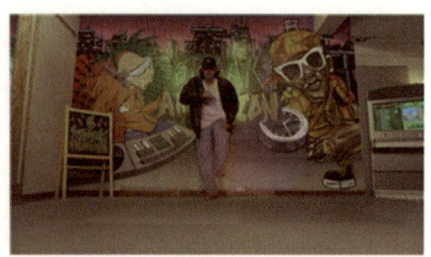

3. 오른발은 그 상태로 몸의 아래로 내려놓는다.

L
E
V
E
L

32

3kick head-elbow freeze

쓰리킥 헤드-엘보우 프리즈

*QR코드를 스캔하시면 동영상이 재생됩니다

중급
1/5

머리도 골반과 같은 곳을 향하도록 하면 더욱더 멋있어!

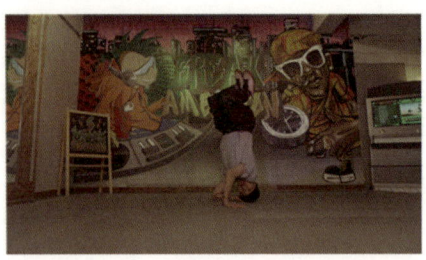

1. 헤드 엘보우 프리즈를 만든다.

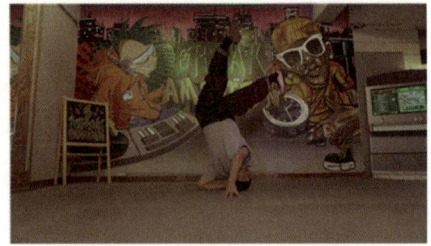

2. 왼쪽 방향을 향해 두 다리를 펼치며 이때 다리 사이를 45도로 만든다. 무릎은 접지 않으며 시선은 왼쪽을 향한다.

Arch head-elbow freeze

아치 헤드-엘보우 프리즈

*QR코드를 스캔하시면 동영상이 재생됩니다

중급 2/5

생긴 게 정말 잘 구어진 크루아상 같아!

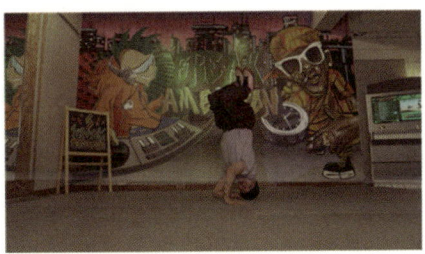

1. 헤드 엘보우 프리즈를 만든다.

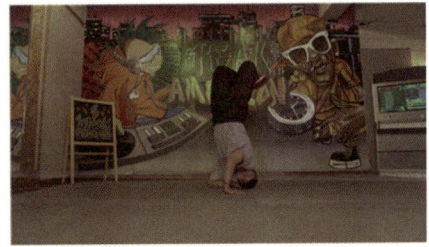

2. 두 다리를 교차하여 무릎을 접고 자세를 만들어준다. 이때 허리를 최대한 꺾어준다.

Kick & back pin turn step

킥 앤 백 핀 턴 스텝 *QR코드를 스캔하시면 동영상이 재생됩니다

중급
3/5

컴퍼스가 왜 필요해? 우린 이 동작이 있는데!

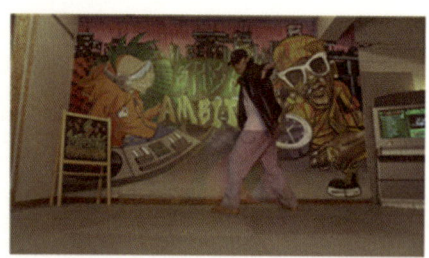

1. 킥앤백 스텝을 진행한다.

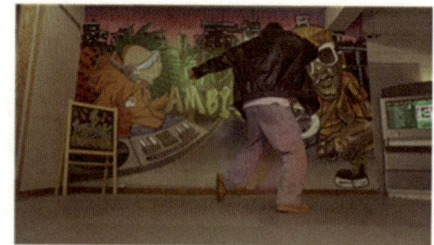

2. 마무리 자세에서 왼발을 고정시키고 몸이 뒤를 바라보며 오른발을 정면으로 이동시킨다.

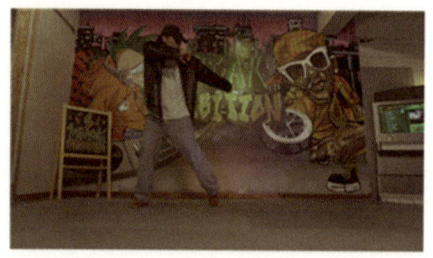

3. 그다음 오른쪽으로 한 번 더 틀고 오른쪽 방향에 오른발을 내려놓는다.

Twist indian to knee hook go down

트위스트 인디언 투 니 후크 고 다운

*QR코드를 스캔하시면 동영상이 재생됩니다

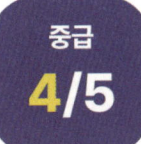

중급 4/5

트위스트 인디언 3번 정도하고 들어가면 잘 이어질 거야!

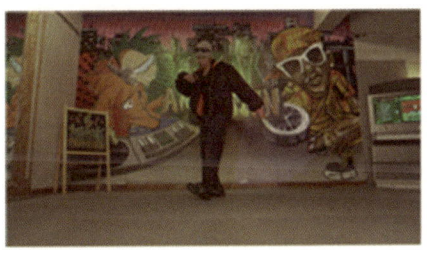

1. 왼발을 정면 방향으로 내밀어 준다.

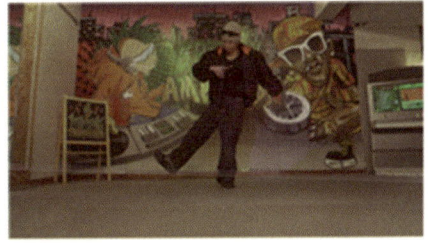

2. 바로 바닥에 내리고 오른발을 들어 준다.

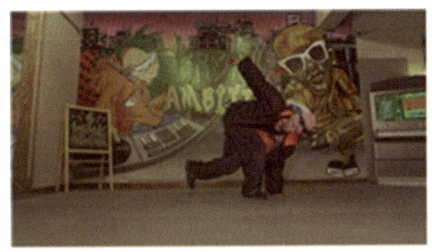

3. 왼쪽 방향으로 오른발을 이동시켜 왼손과 함께 내려간다.

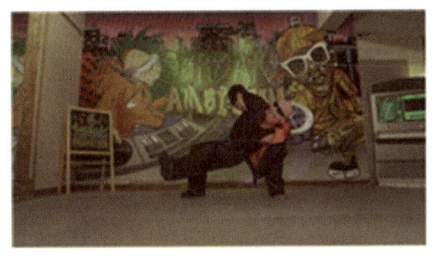

4. 오른발을 왼발 뒤에 이동하며 무릎을 90도 접어준다. 이때 왼발은 펴져 있다.

Twist indian to knee hook go down

트위스트 인디언 투 니 후크 고 다운

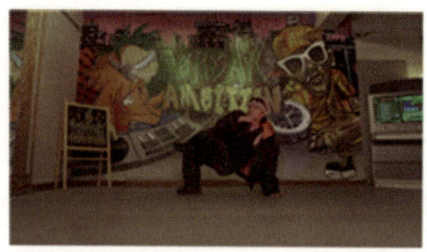

5. 왼발을 오른 무릎 위로 올리며 자세를 잡아준다.

Wide jump twist indian step

와이드 점프 트위스트 인디언 스텝　　*QR코드를 스캔하시면 동영상이 재생됩니다

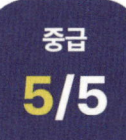

상체를 점프할 때 사진 찍히는 것처럼 포즈! 알지?

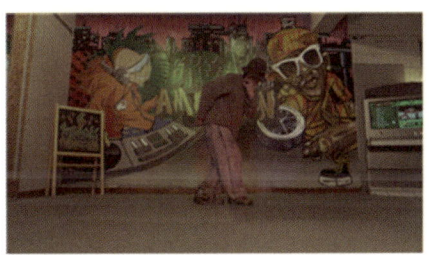

1. 트위스트 인디언의 마지막 자세를 만들어준다.

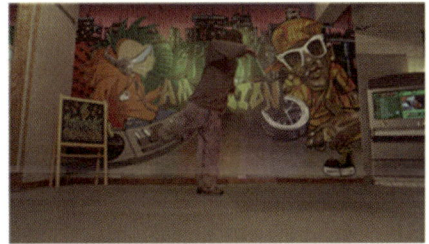

2. 그 후 오른발을 몸 뒤로 들어준다. 이때 점프를 하여 공중에서 모양을 유지한 채 떨어진다.

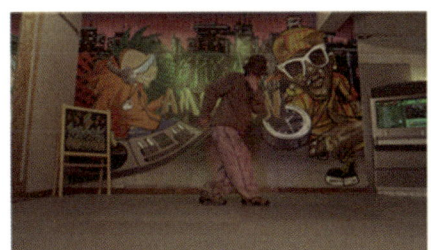

3. 그다음에 다시 트위스트 인디언 마지막 자세를 만들어준다.

L
E
V
E
L

33

1hand pilot freeze

원핸드 파일럿 프리즈   *QR코드를 스캔하시면 동영상이 재생됩니다

중급 1/5

여유가 있다면 다리로 나이키 자세도 만들어봐!

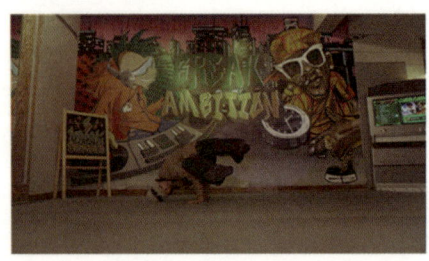

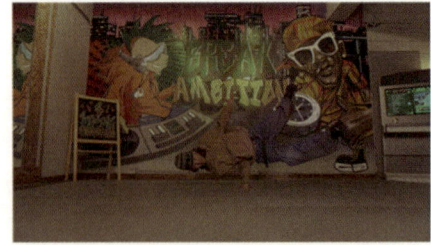

1. 베이비 프리즈를 만든다.

2. 오른 다리를 정면으로 왼 다리를 뒤로 분리하여 팔 힘 만으로 프리즈를 버텨준다. 왼손을 하늘로 올리고 오른 손 만으로 자세를 잡는다.

Baby elbow freeze

베이비 엘보우 프리즈   *QR코드를 스캔하시면 동영상이 재생됩니다

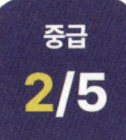

프리즈의 생명은 발끝을 플렉스 해주는 거지!

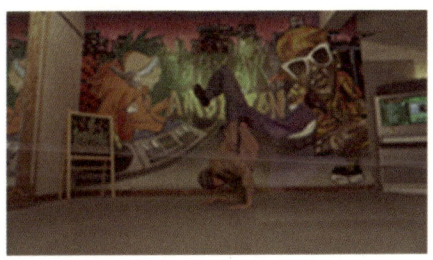

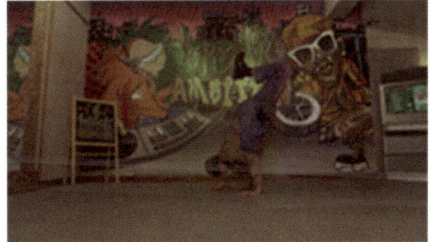

1. 엘보우 프리즈를 만들어준다.

2. 왼 다리를 접은 상태로 왼 다리 무릎을 왼 팔꿈치에 붙여준다. 이때 오른 다리 발바닥이 오른쪽을 향하게 해주고 오른 무릎을 하늘을 향해 올려준다.

Double heel indian step

더블 힐 인디언 스텝

*QR코드를 스캔하시면 동영상이 재생됩니다

중급 3/5

발과 시선이 같은 곳으로 이동하면 더 잘 보일 거야!

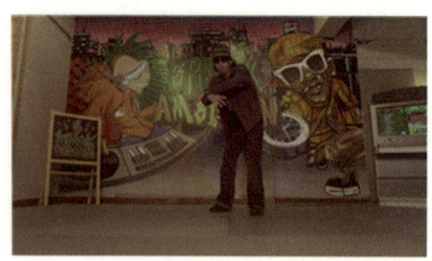

1. 두발을 어깨너비로 벌리고 손을 교차하여 중심을 왼쪽으로 이동한다.

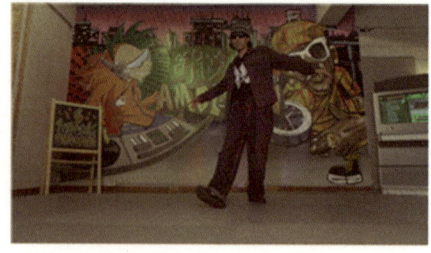

2. 양손을 벌리고 오른 다리를 정면방향으로 뒤꿈치만 내려놓는다.

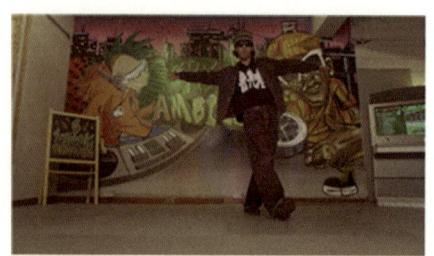

3. 오른 다리를 왼 다리 앞으로 이동하여 뒤꿈치만 내려놓는다.

Knee hook & foot touch step

니 후크 & 풋 터치 스텝

*QR코드를 스캔하시면 동영상이 재생됩니다

중급 4/5

아이고 발바닥에 껌이 붙었네!

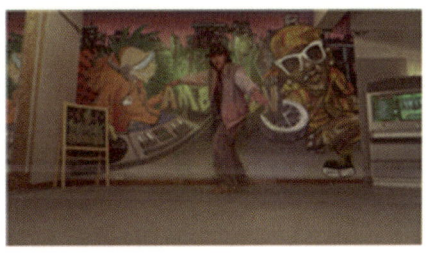

1. 킥앤프론트 스텝 마지막 자세를 만든다.

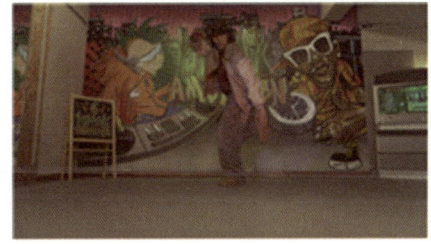

2. 오른발을 접은 상태로 왼발 뒤로 가져오며 왼손으로 발을 터치한다.

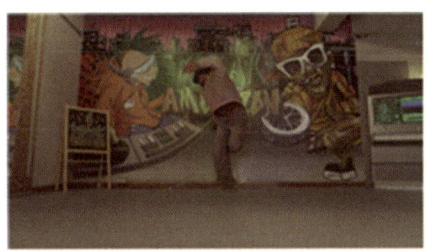

3. 제자리에 내려놓고 이번에는 왼발을 오른발 뒤로 접은 상태로 가져오며 오른손으로 터치한다.

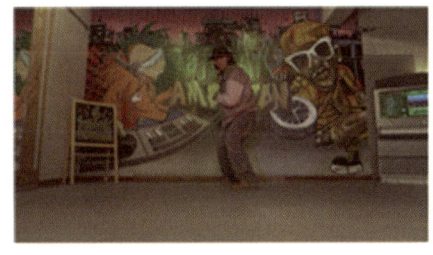

4. 그 후 제자리에 내려놓는다.

Knee hook reverse turn step

니 후크 리버스 턴 스텝   *QR코드를 스캔하시면 동영상이 재생됩니다

중급 5/5

재킷을 입고 해보면 정말 멋있을 거야!

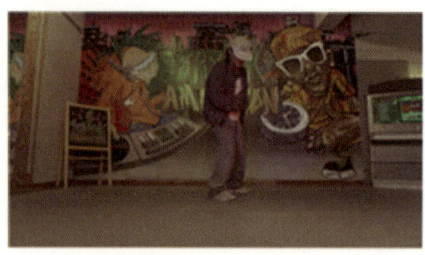

1. 킥앤프론트 탑락을 해주고 마지막 자세를 만든다.

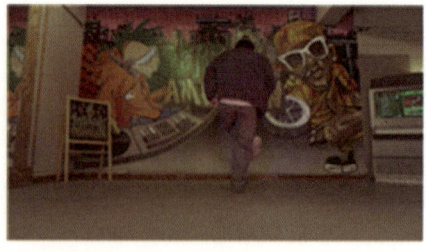

2. 왼쪽으로 돌아 뒤를 보며 왼 다리를 오른 다리 위에 올려준다.

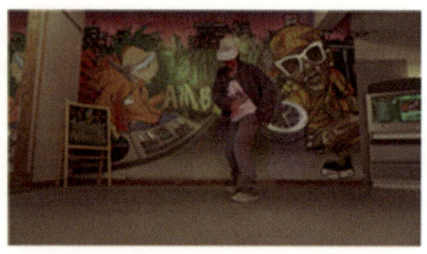

3. 왼 다리를 정면에 펼쳐주며 내려놓는다.

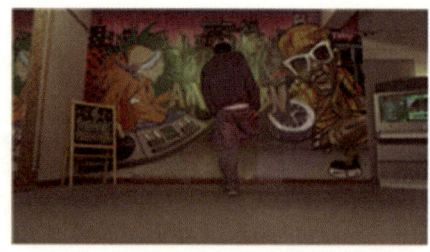

4. 다시 오른쪽으로 돌며 뒤를 바라보고 오른 다리를 왼 다리 위에 올려준다.

Knee hook reverse turn step

니 후크 리버스 턴 스텝

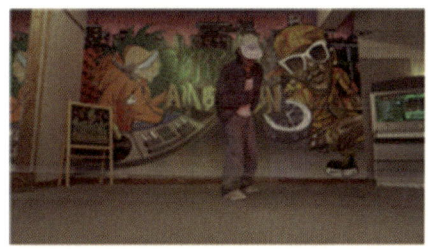

5. 오른 다리를 정면에 내려놓는다.

LEVEL

34

Hold my knee pose

홀드 마이 니 포즈

*QR코드를 스캔하시면 동영상이 재생됩니다

중급 1/5

다리가 안 올라간다면 상체를 내려봐!

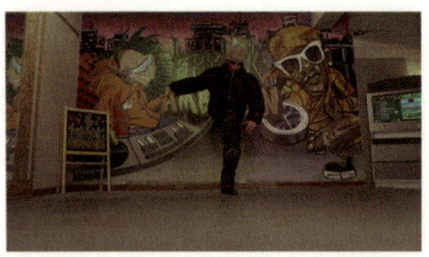

1. 오른발을 허리 높이까지 들어준다. 이때 왼손을 오른발 사이로 이동한다.

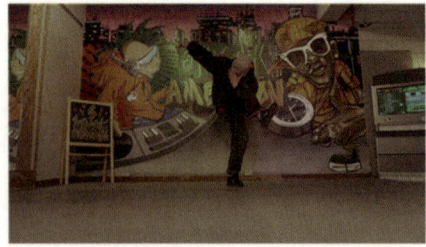

2. 오른발을 최대한으로 높게 들어주며 다리 사이로 왼손을 넣어 고개를 숙여 이마를 잡는다.

Jump running side step

점프 러닝 사이드 스텝

*QR코드를 스캔하시면 동영상이 재생됩니다

중급
2/5

상체를 굽혀서 점프를 하면 야수성을 보여줄 수 있어!

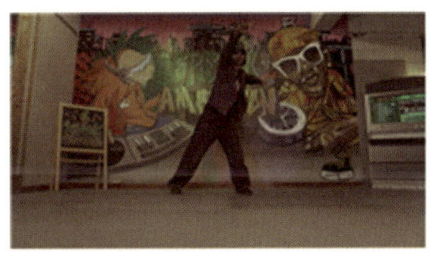

1. 사이드 스텝의 마무리 자세를 만든다.

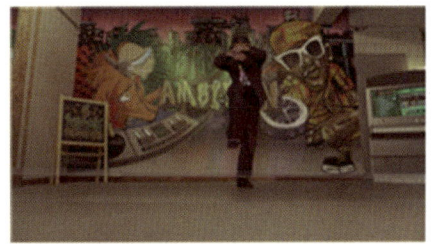

2. 오른발을 다시 들어준다.

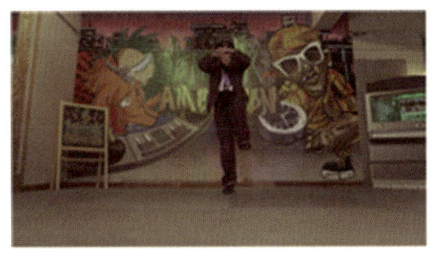

3. 오른발을 내리고 왼발을 들어준다.

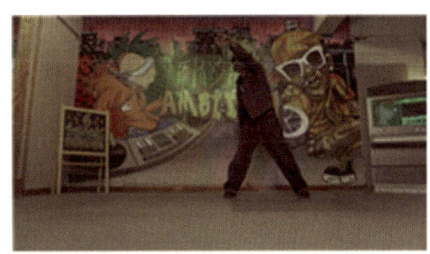

4. 그 후 왼발을 왼쪽 방향에 내려놓는다.

Jump running side step

점프 러닝 사이드 스텝

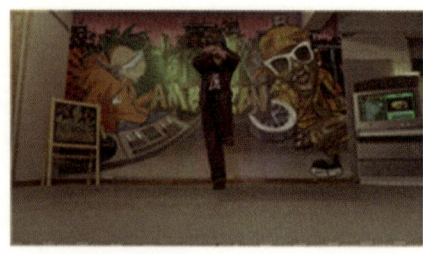

5. 오른발을 들고 왼발로 바꿀 때 점프를 하며 바꾼다.

Kick & knee hook jump

킥 & 니 후크 점프

*QR코드를 스캔하시면 동영상이 재생됩니다

중급 3/5

허들 넘기 하는 느낌으로 점프를 확실하게 보여줘!

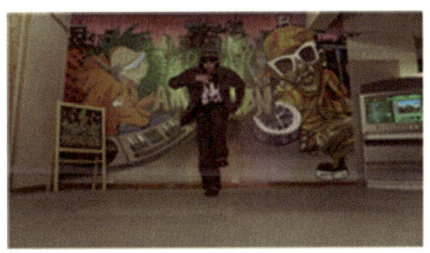

1. 킥앤킥을 두 번 반복해 준다.

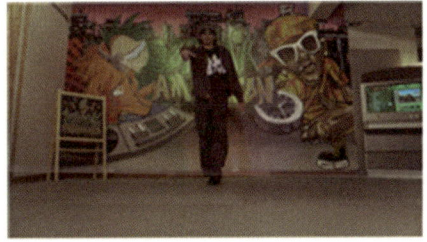

2. 왼발을 앞 20도 높이로 올려준다.

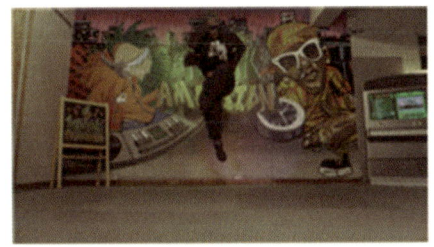

3. 그다음 왼발을 그대로 오른 무릎 위로 올리며 오른발을 점프해 준다.

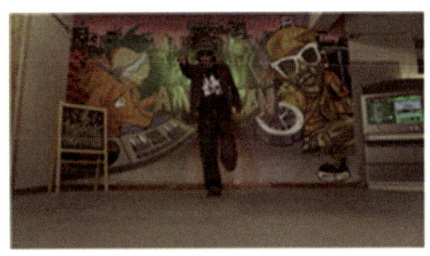

4. 점프에서 착지 후 왼발을 한 번 더 정면을 향해 펼쳐준다.

Reverse monkey swing

리버스 몽키 스윙   *QR코드를 스캔하시면 동영상이 재생됩니다

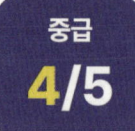

브롱스 스텝을 앉아서 한다고 생각해 봐!

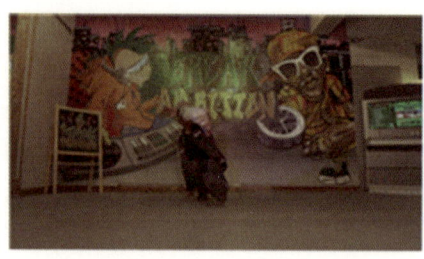

1. 오른팔로 몸을 지탱하고 왼발을 정면으로 펼쳐준다.

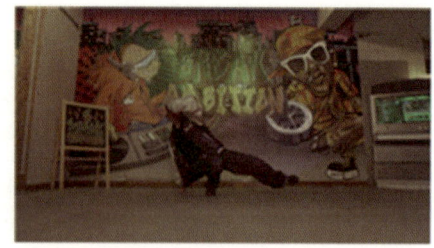

2. 그 상태로 왼발을 왼쪽 방향으로 길게 이동한다.

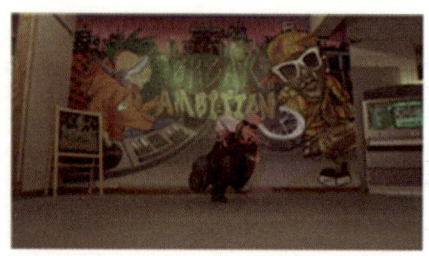

3. 바로 왼발을 접고 왼손으로 바꾸어 주며 오른발을 정면으로 펼쳐준다.

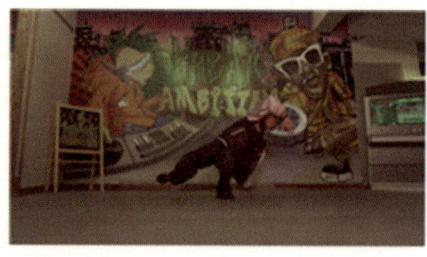

4. 그 상태로 오른발을 오른 방향으로 길게 이동한다.

Thigh air-baby freeze

싸이 에어-베이비 프리즈

*QR코드를 스캔하시면 동영상이 재생됩니다

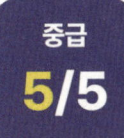

손과 허벅지에 힘을 주며 중심을 잡아봐!

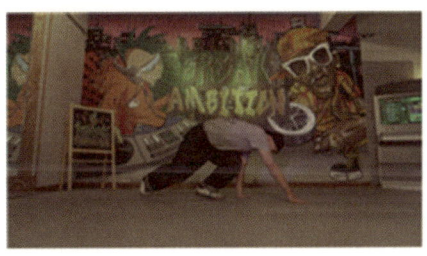

1. 왼손은 몸의 정중앙, 오른손은 머리 위로 하여 바닥에 내린다.

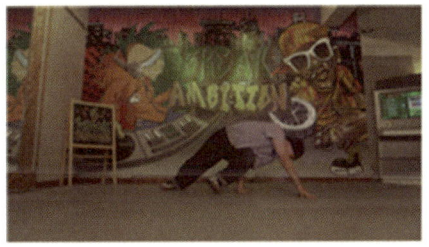

2. 그 후 왼 다리 허벅지를 왼쪽 팔꿈치에 걸어준다.

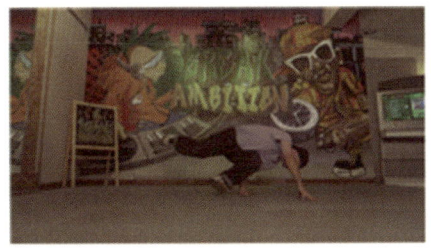

3. 몸을 왼쪽 방향으로 점차 숙여 두다리를 공중에 띄운다. 이때 오른 다리 발바닥을 뒤로 향하게 한다.

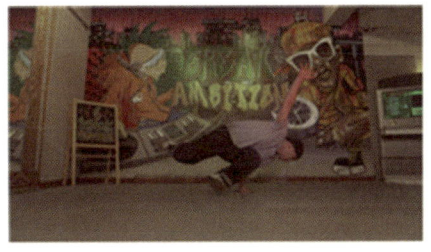

4. 그 후 중심을 잡고 오른손을 공중에 올리며 포즈를 잡는다.

L
E
V
E
L

35

1leg turn go down

원레그 턴 고 다운

*QR코드를 스캔하시면 동영상이 재생됩니다

중급 1/5

발을 밀면서 골반을 유지하는 게 중요해!

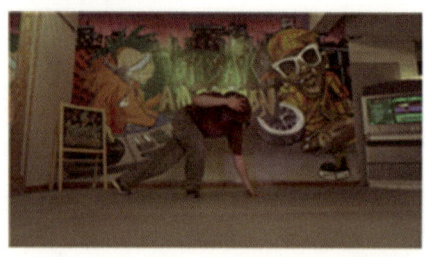

1. 왼손을 바닥에 내려주고 왼발을 오른 다리 뒤 방향으로 이동한다.

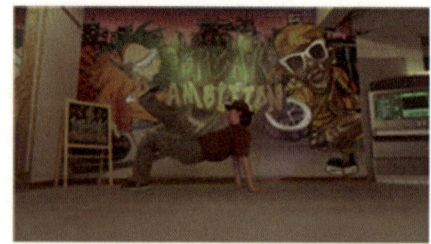

2. 오른발을 들고 오른손을 뒤 방향으로 내려준다.

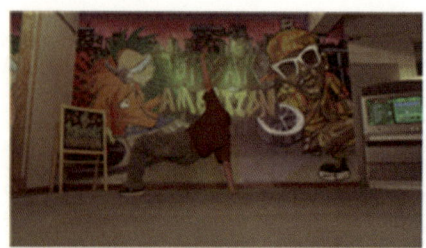

3. 그 후 왼손을 하늘에 올리며 오른발을 공중에 유지한다.

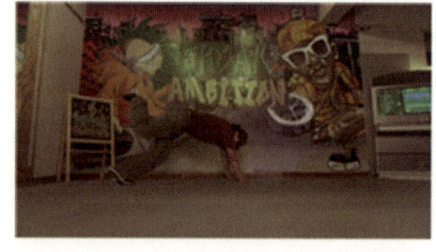

4. 왼손을 오른손 옆까지 이동하여 내려주고 몸을 돌리며 오른발을 몸의 정면으로 그대로 이동하여 공중에 유지한다.

1leg turn go down

원레그 턴 고 다운

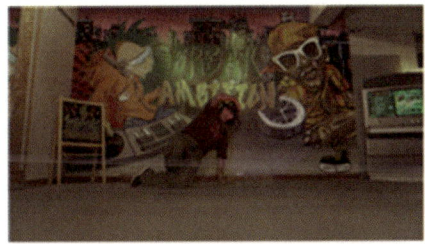

5. 오른 다리를 왼 다리 무릎 뒤 공간으로 이동하여 두 다리 사이 공간을 없애준다.

3kick shoulder freeze

쓰리킥 숄더 프리즈

*QR코드를 스캔하시면 동영상이 재생됩니다

중급 2/5

다리를 머리 쪽으로 확실하게 틀어서 멋있는 프리즈 보여줘!

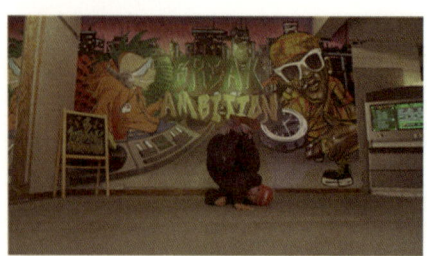

1. 숄더 프리즈를 만든다.

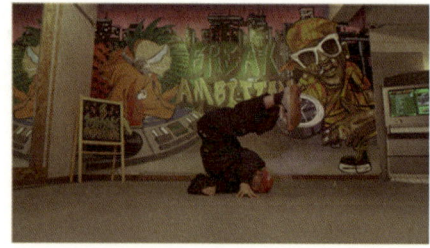

2. 두 다리를 왼쪽 방향을 향해 펼쳐 주고 무릎을 굽히지 않는다. 이때 다리 사이는 45도이며 시선은 하늘을 쳐다 본다. 두 다리의 발바닥이 왼쪽을 향하게 한다.

Bronx knee up step

브롱스 니 업 스텝

*QR코드를 스캔하시면 동영상이 재생됩니다

중급
3/5

옆으로 과감하게 이동할수록 멋있는 모습이 될 거야!

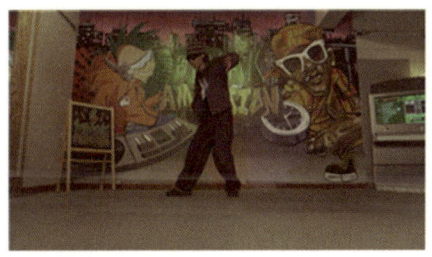

1. 브롱스 스텝을 두 번 하고 마무리 포즈를 만든다.

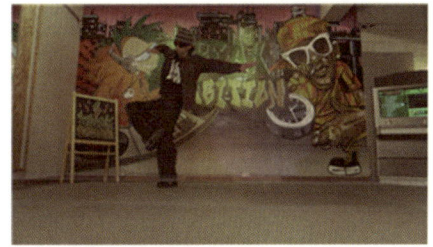

2. 왼 다리를 오른 다리 있는 위치까지 점프하여 이동하고 오른 다리를 왼 무릎 위에 접어서 올려준다.

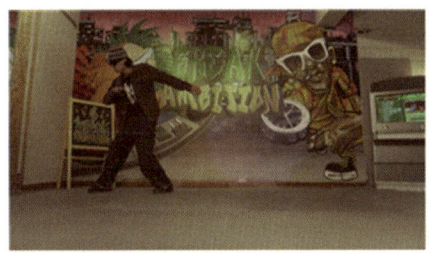

3. 그 후 오른 다리를 오른 방향으로 내려놓는다.

Moving side step

무빙 사이드 스텝

*QR코드를 스캔하시면 동영상이 재생됩니다

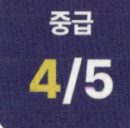

다리를 드는 거랑 이동하는 걸 같이해서 헷갈릴 수 있으니 조심하자!

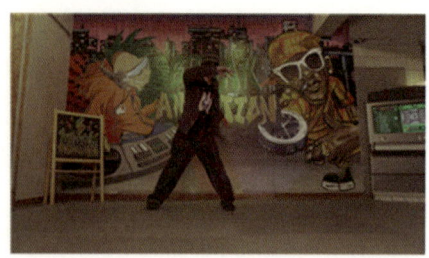

1. 사이드스텝을 진행하고 마무리 자세를 만든다.

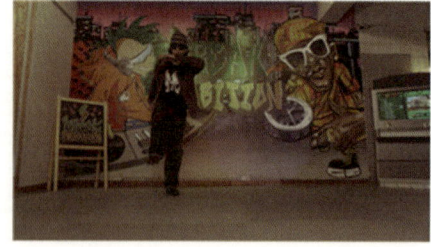

2. 한 템포 쉬고 왼 다리를 오른 다리 쪽으로 점프하여 이동하며 오른 다리를 접어 들어준다.

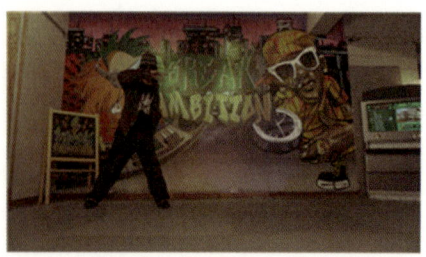

3. 그다음 오른 다리를 오른 방향으로 다시 내려놓는다.

Peter pan footwork

피터 팬 풋워크

중급 5/5

*QR코드를 스캔하시면 동영상이 재생됩니다

다리를 접을 때 머리를 옆으로 꺾어주면 더 멋있는 모습이 나올 거야!

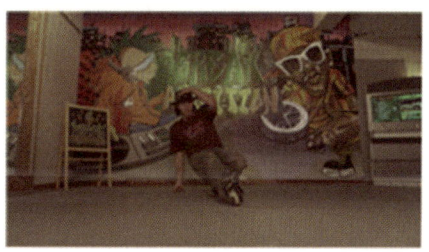

1. 오른팔로 지탱하여 오른발을 정면을 향해 펴준다.

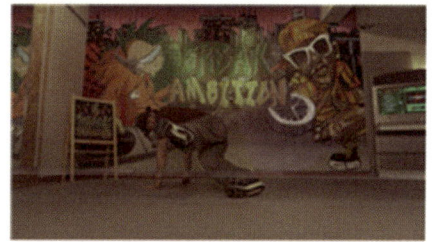

2. 왼손을 오른손 위치까지 가져오고 왼발을 정면을 향해 들어준다.

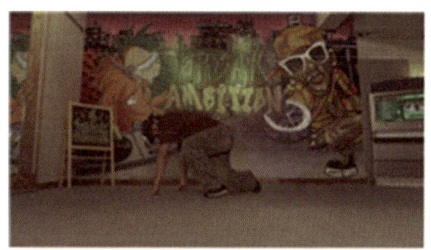

3. 그 후 왼발을 바로 오른발 앞에 접어주고 오른발 또한 접어준다.

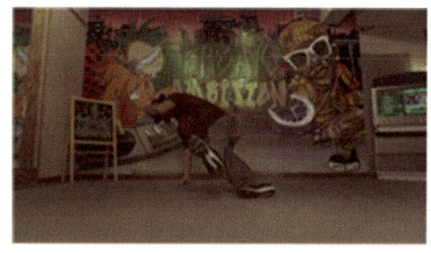

4. 그다음 오른발을 다시 펴고 왼손을 들고 왼발을 정면에 들어준다.

Peter pan footwork

피터 팬 풋워크

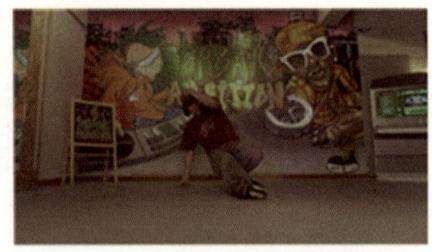

5. 그 후 첫 번째 자세로 돌아온다.

¿ MISSION ?

! MISSION LEVEL 31~35

1hand pop freeze

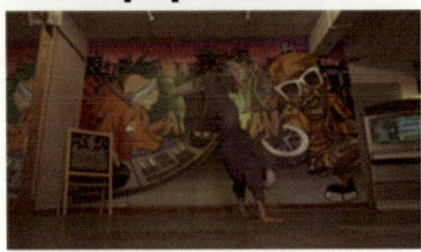

1. 오른 다리, 왼 다리 순서로 물구나무서기를 진행한다.

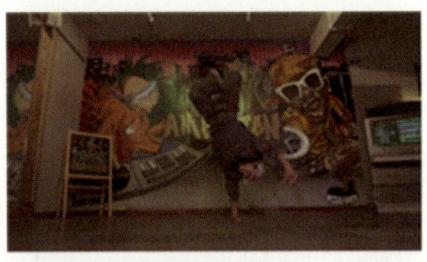

2. 왼손으로 중심점을 옮겨주며, 오른손은 바닥에서 든다. 이때 골반과 무릎을 살짝 접어준다.

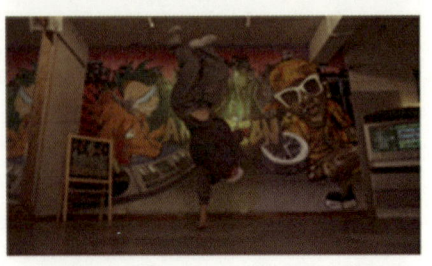

3. 하체를 하늘 방향으로 차면서 왼손으로 바닥을 밀어 점프한다.

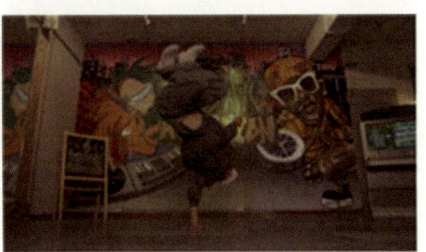

4. 왼손을 착지하면서 양다리를 다시 모아준다. 2번 동작부터 반복하여 준다.

MISSION

LEVEL 31~35

Back roll air-chair freeze

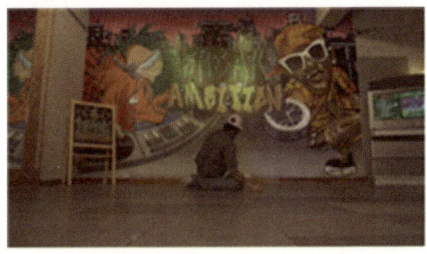

1. 서있는 자세에서 오른 다리 중심으로 앉는다.

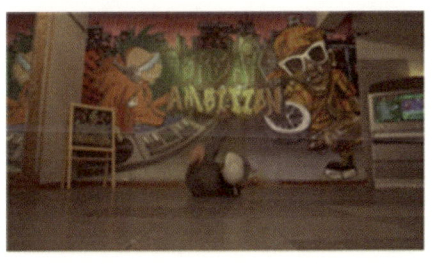

2. 뒤구르기를 진행하는데, 오른쪽 엉덩이 중심에서 왼쪽 어깨 방향으로 굴러간다.

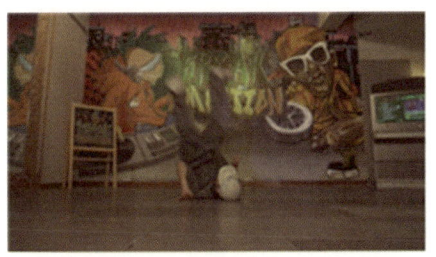

3. 바닥이 어깨에 가까워졌을 때 왼손을 어깨 위로 뒤집어서 바닥을 짚는다.

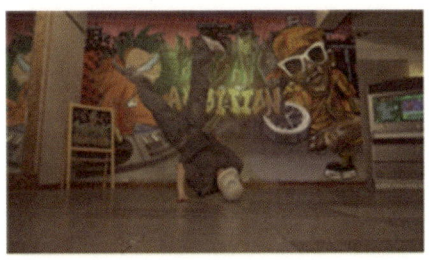

4. 양다리를 오른쪽 45도 하늘로 펼쳐주며 바닥을 짚은 왼손을 밀어올리며 팔꿈치를 옆구리에 붙여 체어 프리즈 포지션을 잡는다.

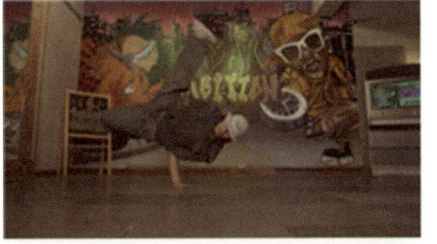

5. 상체를 하늘로 올려준다. 이때 왼 다리는 몸의 뒤로 접어주고 오른 다리는 곧게 편 상태로 몸의 오른쪽으로 당겨준다.

MISSION
LEVEL 31~35

Reverse halo

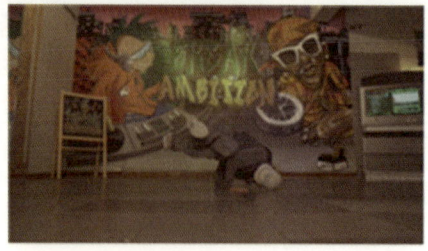

1. 왼팔을 받친 베이비 프리즈를 잡는다.

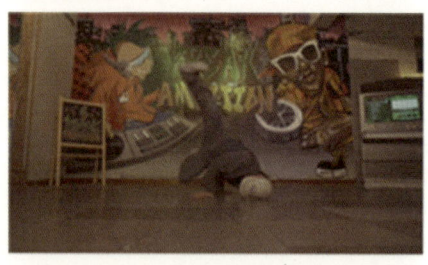

2. 오른 다리를 하늘로 펼쳐주면서 왼 다리를 뒤로 접어 당긴다.

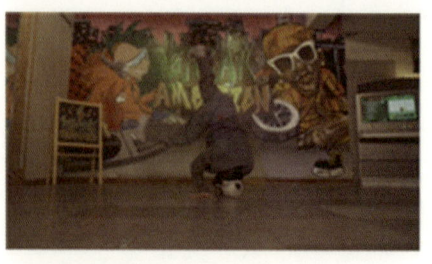

3. 오른 다리를 몸의 앞쪽으로 차면서 왼 다리를 하늘 방향으로 당긴다. 이때 머리는 자신의 아래쪽 방향으로 끌어주며 왼팔을 위로 밀어 허리의 높이를 높인다.

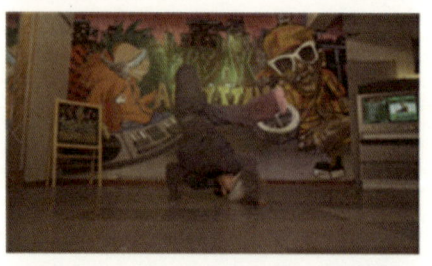

4. 몸 전체를 왼쪽으로 틀어서 빠르게 왼손으로 왼편 바닥을 짚는다. 이때 다리는 나이키 모양의 파일럿 프리즈를 잡는다.

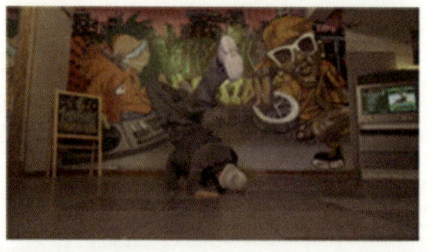

5. 오른손을 당겨주며 마무리한다. 이후 프리즈로 마무리하거나 2번부터 반복하여 연결하여 준다.

! MISSION # LEVEL 31~35

UFO

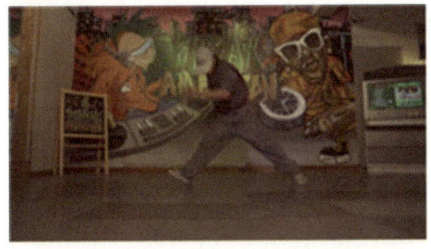

1. 어깨너비보다 넓게 다리를 벌리고 서있는 채로 양팔을 오른쪽으로 비튼다.

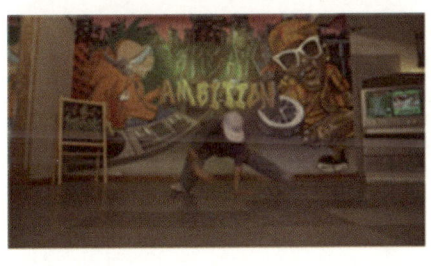

2. 왼쪽으로 양팔을 돌리며, 왼손부터 바닥을 짚고 왼 다리를 바닥에서 떨어지게 하고 반시계 방향으로 회전시킨다.

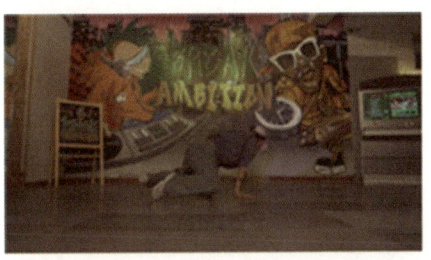

3. 오른팔로 바닥을 짚고, 오른 다리를 바닥에서 떨어트려준다.

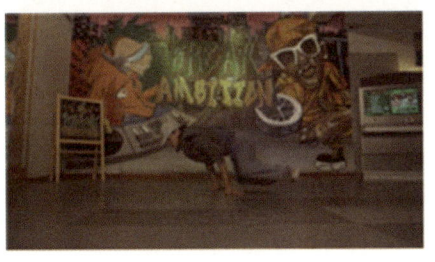

4. 왼손 오른손을 번갈아 가면서 바닥을 짚어 버티면서 회전한다.

¦ CLEAR ¦

LEVEL

36

2hand elbow freeze

투핸드 엘보우 프리즈

*QR코드를 스캔하시면 동영상이 재생됩니다

중급
1/5

세배할 때 어르신분들께 하면 효자!

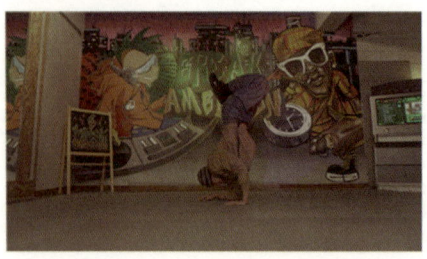

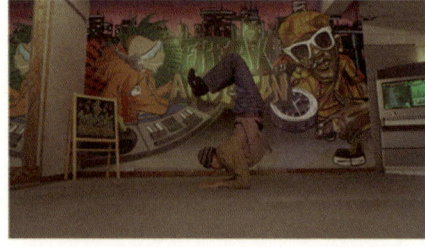

1. 엘보우 프리즈 자세를 만든다.

2. 그 후 왼손까지 오른손과 동일하게 엘보 자세를 잡아주고 두 다리를 몸 뒤로 최대한 보내며 허리를 꺾어주며 포즈를 만든다.

4corner turn step

포코너 턴 스텝

*QR코드를 스캔하시면 동영상이 재생됩니다

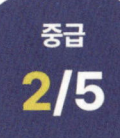

턴을 돌 때 앞꿈치로 돌아보자!

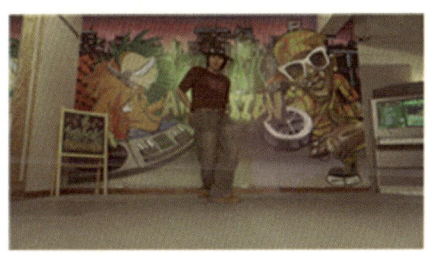

1. 왼발을 정면으로 45도 틀어 내려 놓는다.

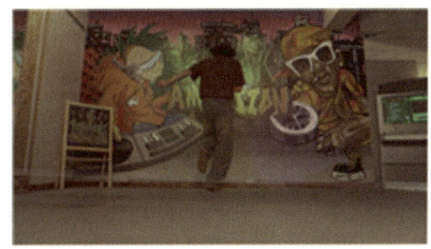

2. 그 후 오른 방향으로 돌며 뒤를 바라본다.

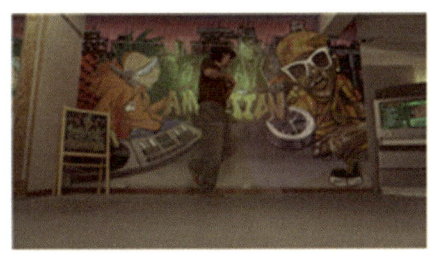

3. 왼쪽까지 몸을 틀어 왼발을 바닥에 내려놓는다.

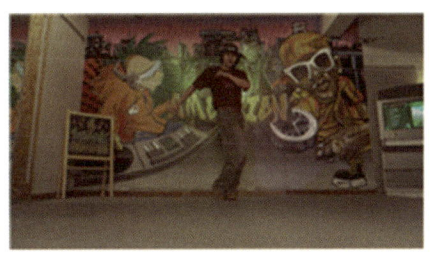

4. 오른발을 왼발에 붙인다.

4corner turn step

포코너 턴 스텝

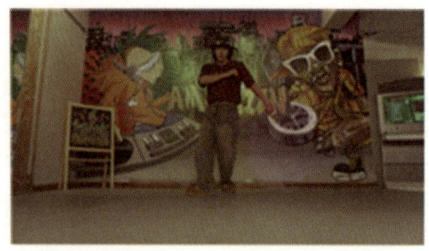

5. 정면을 향해 오른발을 45도 틀어 내려놓는다.

Double heel 4step footwork

더블 힐 포스텝 풋워크

*QR코드를 스캔하시면 동영상이 재생됩니다

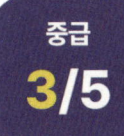
중급 3/5

다리로 땅을 밀어서 골반 위치를 고정해 봐!

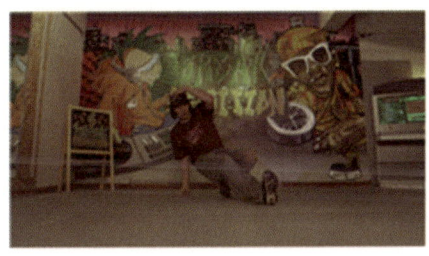

1. 오른팔로 몸을 지탱하고 오른발을 펼쳐준다.

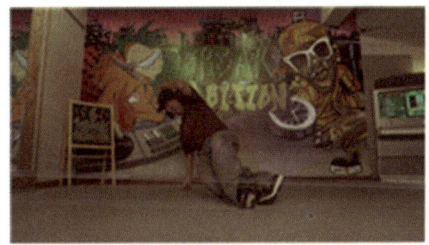

2. 왼발이 정면을 향해 오른발을 넘어 이동한다.

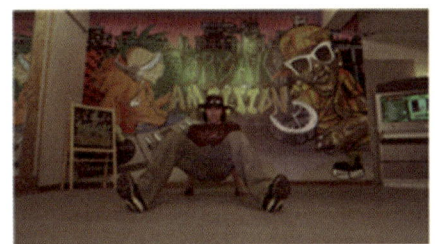

3. 그 후 왼손을 바닥에 내려주고 오른발을 왼발과 같은 선상에 위치하게 만든다. 이때 양발은 뒤꿈치만을 바닥에 내려놓는다.

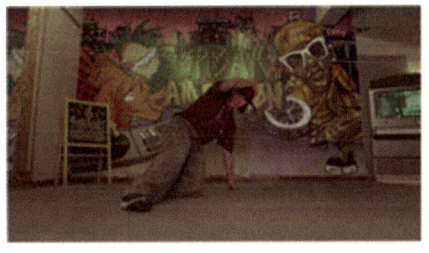

4. 그 후 오른손을 떼고 왼발을 오른발 뒤로 이동한다.

Front kick & leg up

프론트 킥 & 레그 업   *QR코드를 스캔하시면 동영상이 재생됩니다

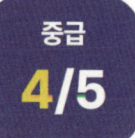

중급
4/5

손과 발이 같이 위로 올려야 제맛!

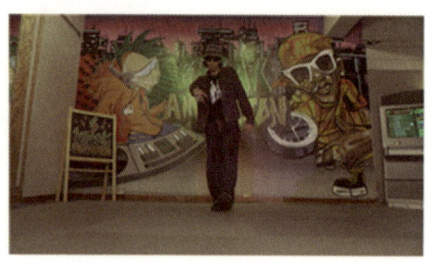

1. 킥앤킥을 두 번 해준다.

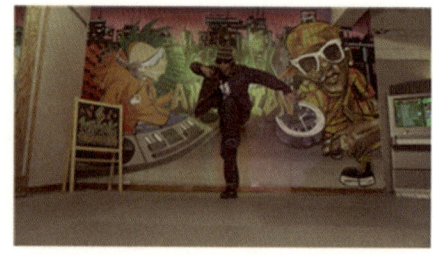

2. 마지막 자세일 때 왼 다리를 허리 높이까지 90도 접어 올려준다.

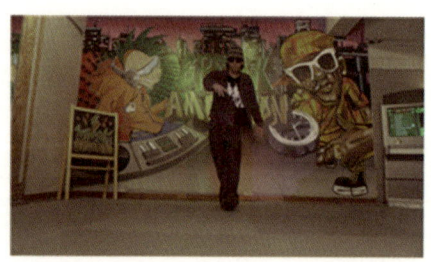

3. 그 후 왼 다리를 한 번 더 정면을 향해 내려놓는다.

Sit down hole knee pose

싯 다운 홀 니 포즈

*QR코드를 스캔하시면 동영상이 재생됩니다

중급 5/5

무릎에 얼굴 박치기하면 많이 아파!

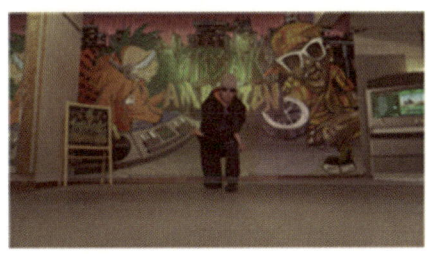

1. 오른 무릎을 바닥에 내리고 왼 다리를 90도 접는다.

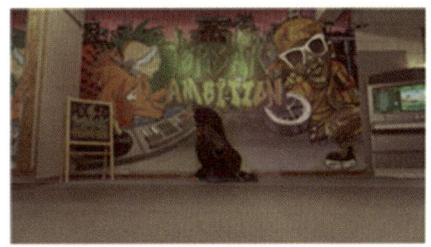

2. 몸을 뒤로 보내며 오른손을 바닥에 내려주고 왼 다리는 정면을 향해 펼쳐준다.

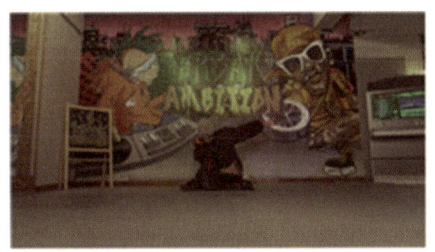

3. 완전히 바닥에 앉아서 왼 다리를 오른 무릎에 이동시켜주며 다리 사이로 오른손을 넣어준다.

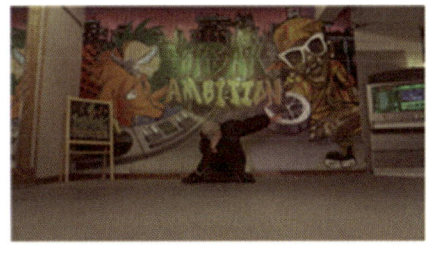

4. 오른손으로 이마를 잡고 자세를 취한다.

LEVEL

37

1hand air-baby freeze

원핸드 에어-베이비 프리즈 *QR코드를 스캔하시면 동영상이 재생됩니다

중급 1/5

일명 '학다리'로 불리는 프리즈야!

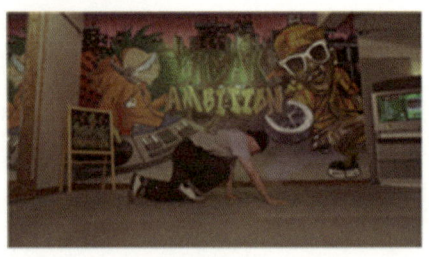

1. 왼손을 몸의 중앙, 오른손을 머리 위치로 이동하여 바닥을 잡아준다.

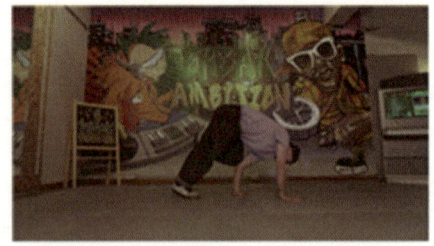

2. 그 후 왼 무릎을 왼 팔꿈치에 올려 준다.

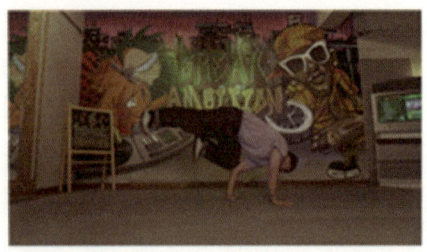

3. 이때 오른발을 편 상태에서 공중 으로 올린다.

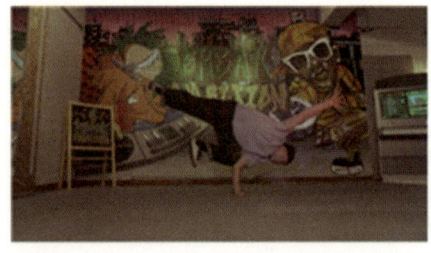

4. 중심을 잡고 오른손을 공중에 올 린다.

Inside shoulder roll

인사이드 숄더 롤

*QR코드를 스캔하시면 동영상이 재생됩니다

중급 2/5

발로 땅에다가 고정한 뒤 목이 움직여야 해!

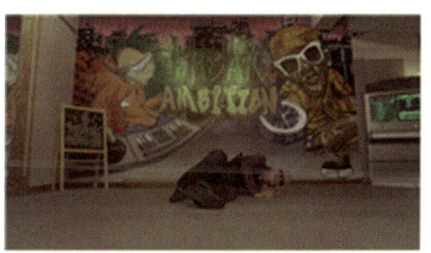

1. 왼쪽 방향으로 몸을 틀고 왼쪽 발을 펴준다. 이때 양손을 바닥에 내린다.

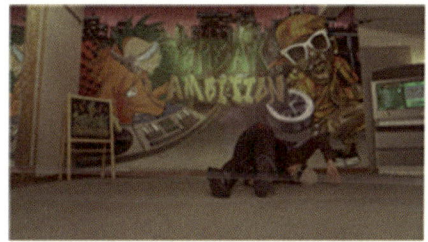

2. 그 후 오른 다리를 왼 다리 와 같은 선상에 이동하여 펴주고 머리를 무릎에 붙인다.

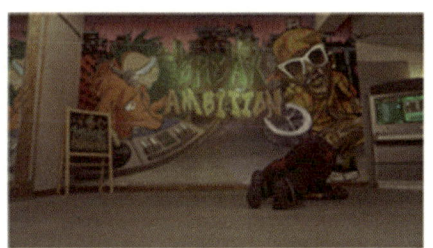

3. 그 상태로 왼쪽으로 이동하며 중심을 오른쪽 어깨로 바꾼다. 두 다리는 펴져 있다.

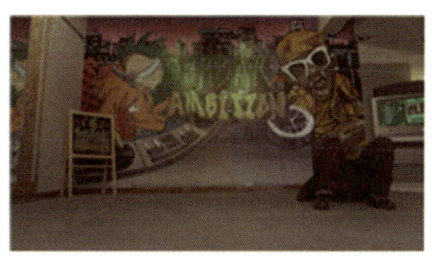

4. 하늘을 볼 때까지 방향을 진행하고 하늘을 볼 때 무릎을 접어준다.

Jump indian step

점프 인디언 스텝

*QR코드를 스캔하시면 동영상이 재생됩니다

중급 3/5

점프할 때 접은 다리 쪽으로 상체를 움직이면서 해보자!

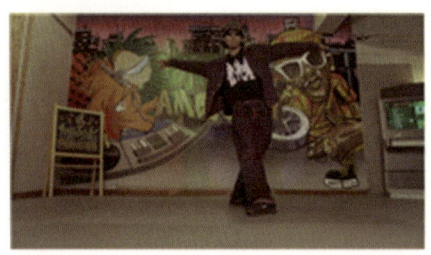

1. 오른 다리를 왼 다리 앞에 내려놓는다.

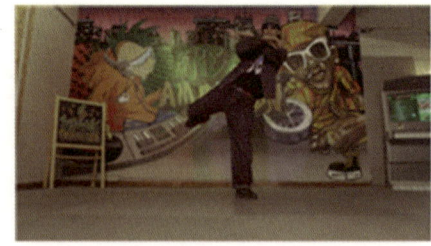

2. 그 후 오른발 바닥이 뒤를 향하게 접는다.

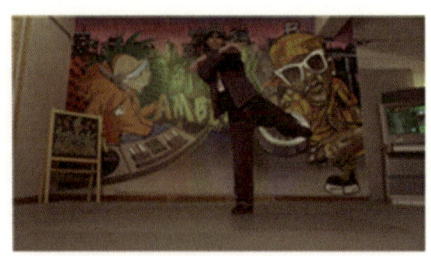

3. 점프를 하여 오른발을 제자리에 내리고 왼발을 들어준다.

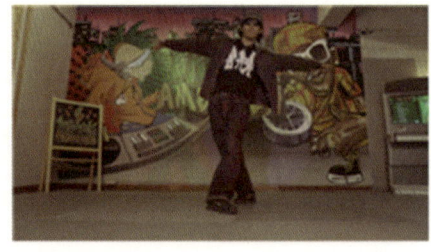

4. 그 후 왼발을 오른발 앞에 내려놓는다.

Jump turn side step

점프 턴 사이드 스텝

*QR코드를 스캔하시면 동영상이 재생됩니다

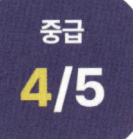

중급 4/5

점프하고 다른 발 짚을 때 최대한 중간 쪽으로 짚는 것이 포인트!

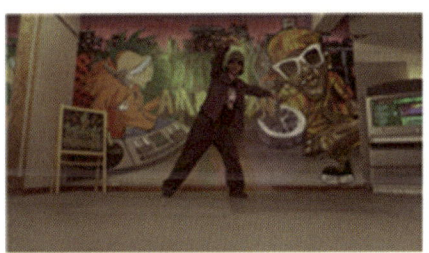

1. 사이스 스텝을 한다.

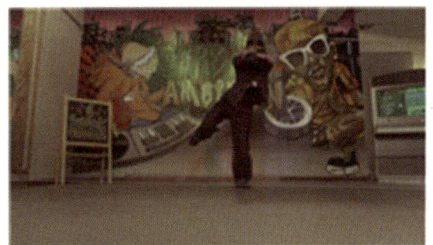

2. 오른 다리를 들어준다.

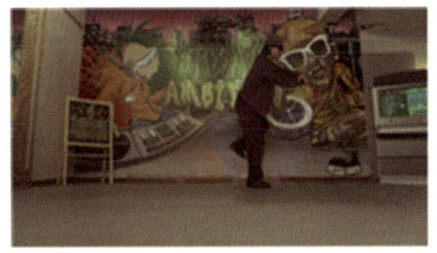

3. 오른쪽으로 돌며 점프를 하여 턴을 해준다.

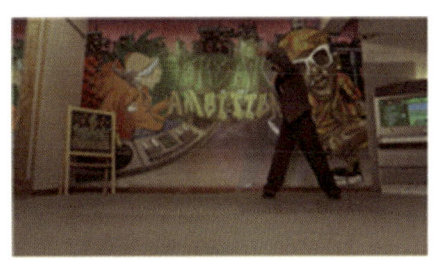

4. 왼 다리를 왼쪽 방향에 내린다.

Jump turn side step

점프 턴 사이드 스텝

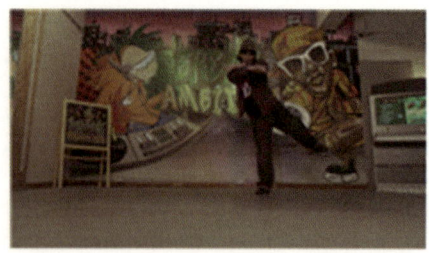

5. 그 후 왼 다리를 들어 정면을 바라본다.

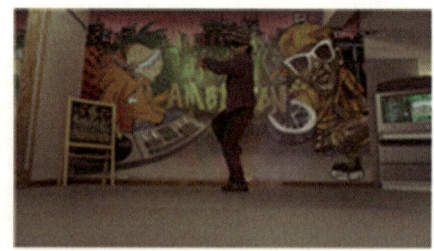

6. 왼쪽으로 돌며 점프를 하여 턴을 해준다.

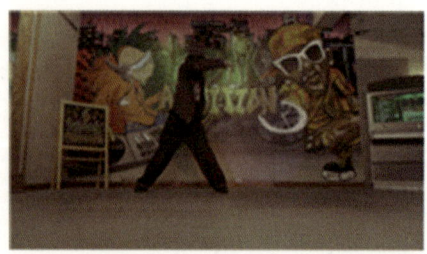

7. 오른 방향으로 오른 다리를 내린다.

Over leg step footwork

오버 레그 스텝 풋워크

*QR코드를 스캔하시면 동영상이 재생됩니다

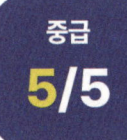

담벼락을 넘듯이 다리를 넘어봐!

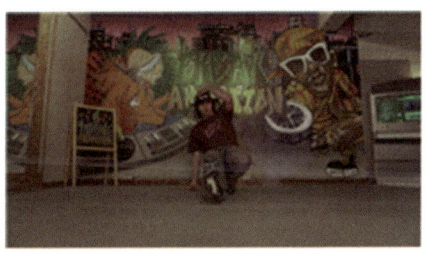

1. 오른팔로 지탱하여 오른발을 펴준다.

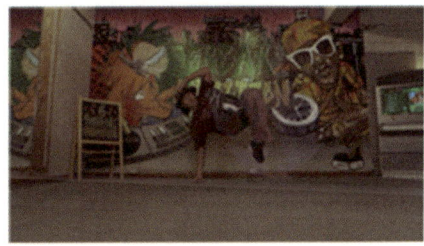

2. 그 후 공중으로 점프를 한다.

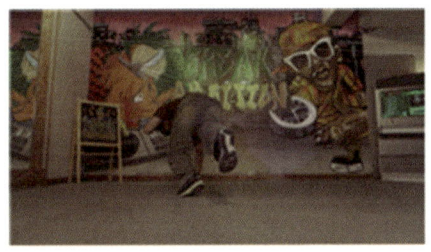

3. 왼발이 오른발을 넘고 오른쪽방향으로 떨어진다.

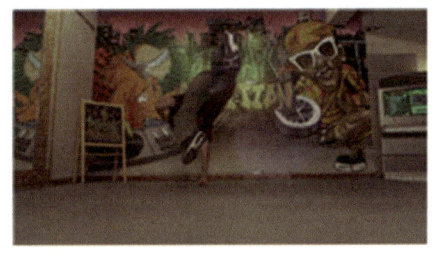

4. 그 후 다시 점프를 한다.

Over leg step footwork

오버 레그 스텝 풋워크

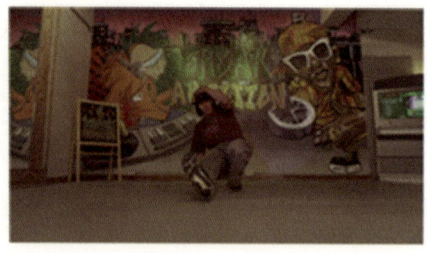

5. 왼발이 제자리 위치로 돌아온다.

LEVEL

38

1hand bridge freeze

원핸드 브릿지 프리즈　　　　　　　　*QR코드를 스캔하시면 동영상이 재생됩니다

중급
1/5

발, 손을 각자 중간으로 밀어주면 버티기 쉬울 거야!

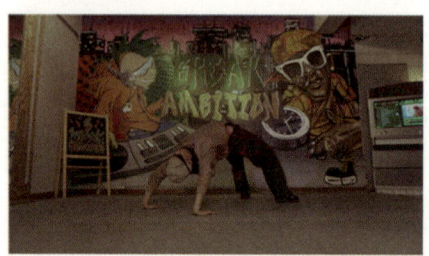

1. 브릿지 프리즈를 만든다.

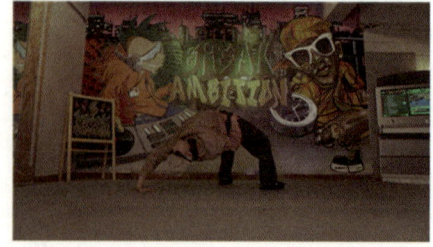

2. 오른손을 바닥에서 올려 오른쪽 허리를 잡는다. 이때 중심이 왼쪽으로 이동하여 한 손으로 버텨준다.

2kick down double back toe step

투킥 다운 더블 백 토 스텝

*QR코드를 스캔하시면 동영상이 재생됩니다

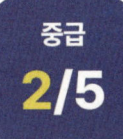

탑락은 자신감! 자신감 넘치는 모습 보여줘!

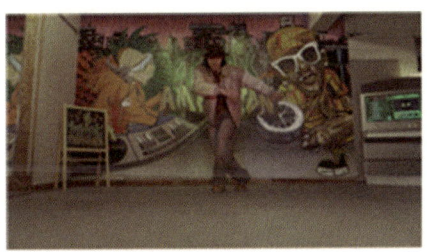

1. 투킥 다운 탑락을 한다.

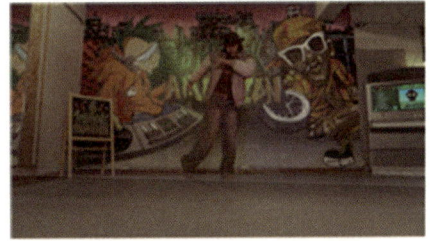

2. 오른 방향으로 오른 다리의 토를 내려놓는다.

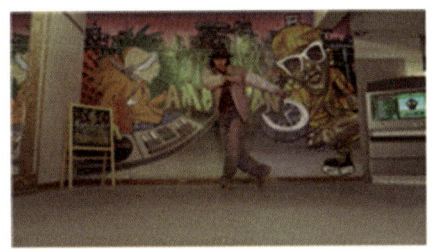

3. 다시 왼발 뒤 제자리로 이동해 준다.

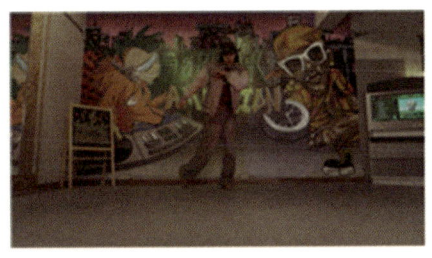

4. 다시 한번 더 오른 방향으로 오른 다리의 토를 내려놓는다.

Back knee hook bridge freeze

백 니 후크 브릿지 프리즈 *QR코드를 스캔하시면 동영상이 재생됩니다

중급 3/5

이게 안되더라도 실망하지 마! 너만이 잘 되는 동작도 있을 거야!

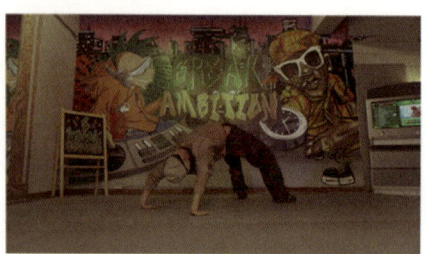

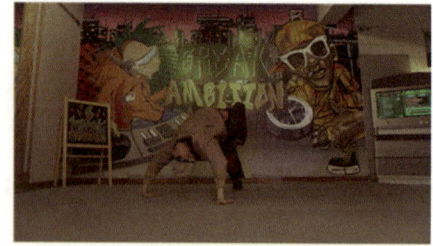

1. 브릿지 프리즈를 만든다.

2. 그 후 오른발을 왼발 무릎 뒤에 붙여 두 다리의 공간이 없게 만든다. 이 때 오른발의 다리는 완전히 접는다.

Cross & touch toe step

크로스 & 터치 토 스텝   *QR코드를 스캔하시면 동영상이 재생됩니다

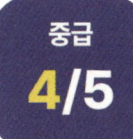

음악과 함께 움직여보자!

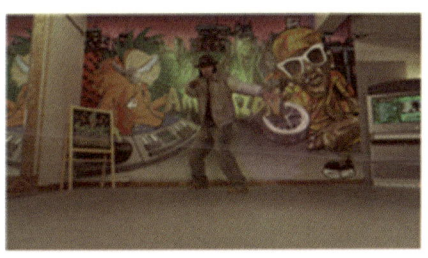

1. 오른쪽 대각선을 바라보고 두 다리를 어깨너비 1.5배로 벌린다.

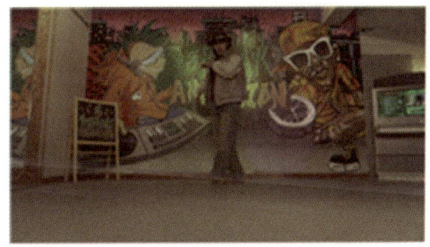

2. 그 후 오른 다리를 왼 다리 뒤로 이동하고 왼 다리를 점프하여 중앙으로 모은다.

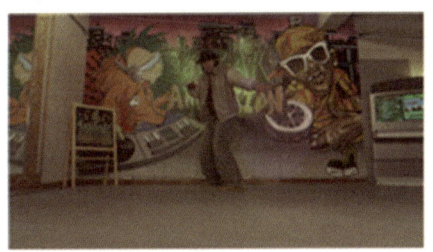

3. 그 후 한 번 더 양다리를 벌려준다.

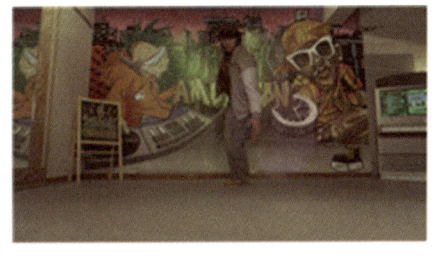

4. 오른 다리를 왼발 뒤로 접은 상태로 이동한다. 이때 왼손으로 발바닥을 터치한다.

Cross & touch toe step

크로스 & 터치 토 스텝

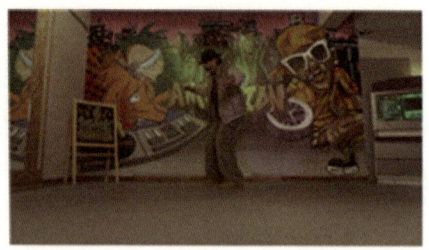 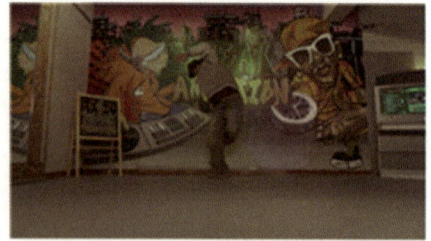

5. 그 후 다시 다리를 벌려준다.

6. 이번엔 왼 다리가 오른 다리 뒤로 접은 상태로 이동한다. 이때 오른손으로 발바닥을 터치한다.

Hook reverse turn footwork

후크 리버스 턴 풋워크

*QR코드를 스캔하시면 동영상이 재생됩니다

중급
5/5

손으로 상체를 돌려주는 게 포인트!

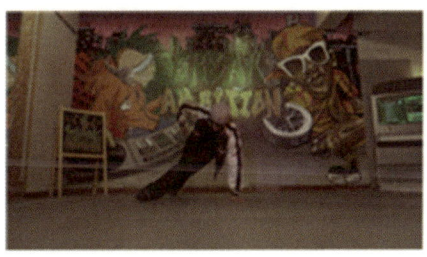

1. 식스 스텝 두 번째 자세를 해준다.

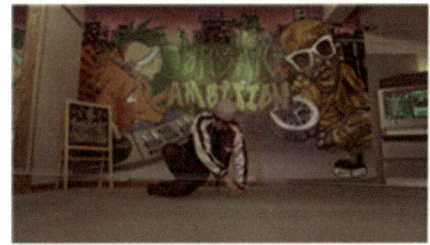

2. 식스 스텝 세 번째 자세를 해준다.

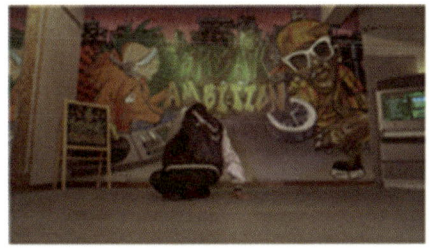

3. 그 후 왼쪽 방향으로 한 바퀴 돌아준다.

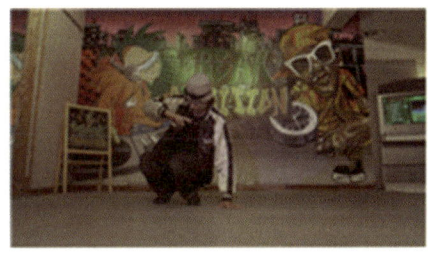

4. 식스 스텝의 네 번째 자세를 해준다.

Hook reverse turn footwork

후크 리버스 턴 풋워크

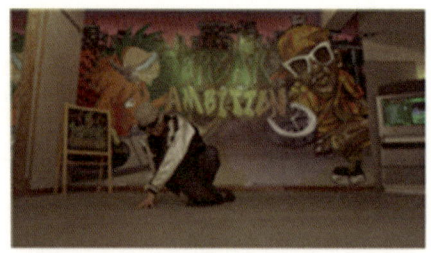

5. 식스 스텝의 다섯 번째 자세를 해준다.

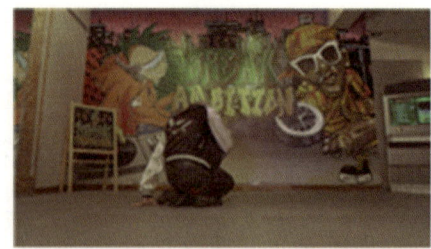

6. 그다음 오른쪽 방향으로 한 바퀴를 돌아준다.

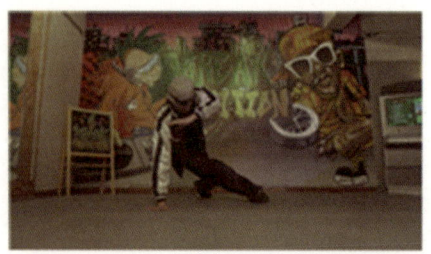

7. 그 후 식스 스텝 여섯 번째 자세를 만든다.

LEVEL

39

2kick fold hollow back freeze

투킥 폴드 할로우 백 프리즈

*QR코드를 스캔하시면 동영상이 재생됩니다

중급 1/5

"까포 프리즈"라고도 불려!

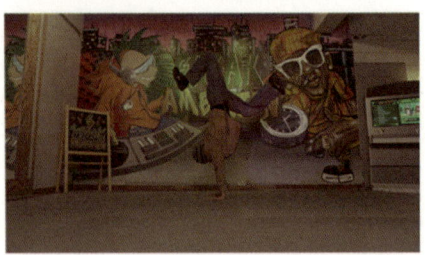

1. 핸드스탠드를 만든다.

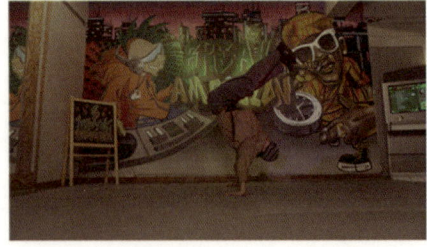

2. 두 다리를 모으고 일직선으로 펼쳐 준다. 고개는 발바닥을 향해 시선을 봐 주고 엉덩이가 뒤로 이동하며 중심을 잡아준다.

3kick air freeze

쓰리킥 에어 프리즈

*QR코드를 스캔하시면 동영상이 재생됩니다

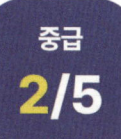

프리즈를 잡을 때 숨을 3초 정도 참아봐!

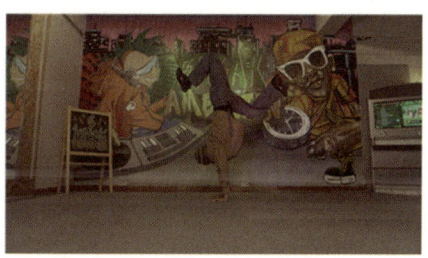
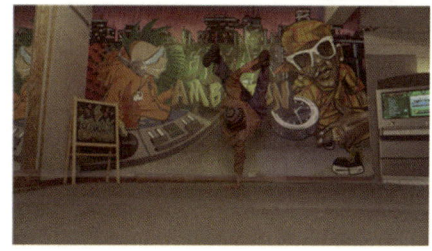

1. 핸드스탠드를 만든다.

2. 두 다리를 펴서 왼쪽 옆구리 쪽으로 당긴다. 이때 두 다리의 각도는 45도로 만들며 왼손으로 다리의 발바닥을 잡는다.

Kick & back touch foot step

킥 & 백 터치 풋 스텝

*QR코드를 스캔하시면 동영상이 재생됩니다

중급 3/5

다리를 내려놓고 점프하는 타이밍에 집중해 보자!

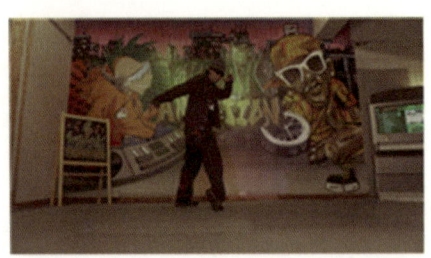

1. 킥앤백을 한번 해준다.

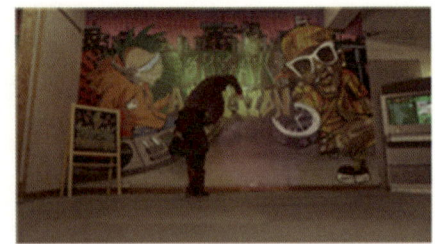

2. 마무리 자세에서 오른 다리를 왼다리 뒤로 접어서 가져오며 왼손으로 터치 해준다.

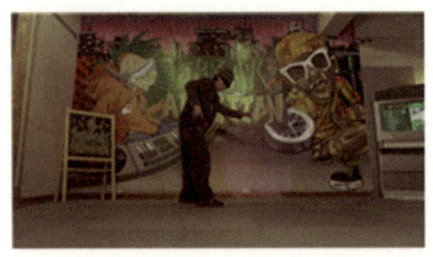

3. 그 후 다시 다리를 벌려준다.

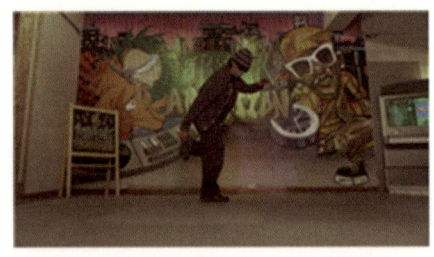

4. 왼다리를 오른 다리 뒤로 접어서 이동하고 오른손으로 터치해 준다.

Knee hook & pin slide step

니 후크 & 핀 슬라이드 스텝

*QR코드를 스캔하시면 동영상이 재생됩니다

중급 4/5

다리를 뒤로 끌 때 중심이 되는 발을 뒤꿈치를 떼어주는 게 포인트!

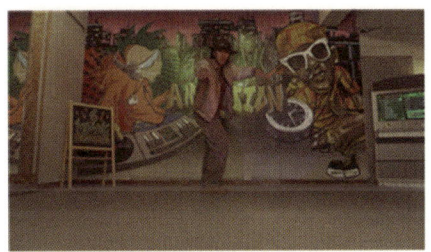

1. 킥앤백을 한번 해주고 마무리 자세를 만든다.

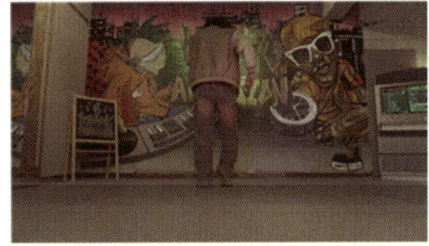

2. 마무리 자세에서 몸을 왼쪽으로 돌려 뒤를 바라본다. 그때 왼 다리가 뒤로 바닥을 쓸면서 이동한다.

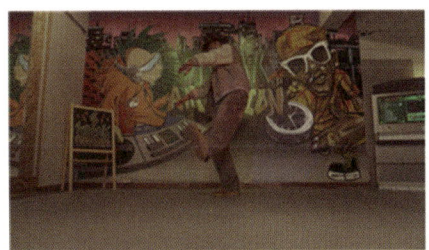

3. 그 후 정면을 보면서 왼발을 정면으로 펼쳐준다.

Knee hook & touch foot turn step

니 후크 & 터치 풋 턴 스텝

*QR코드를 스캔하시면 동영상이 재생됩니다

중급 5/5

마치 오르골처럼 포즈를 잡고 돌아보자!

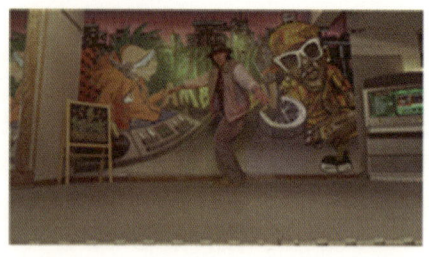

1. 킥앤프론트를 하고 마무리 자세를 만든다.

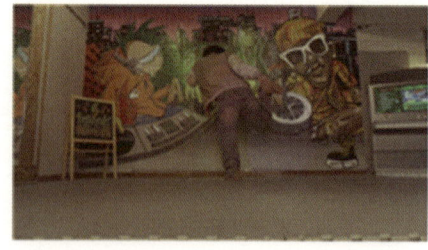

2. 오른쪽으로 돌면서 오른발을 몸 뒤로 90도 접는다.

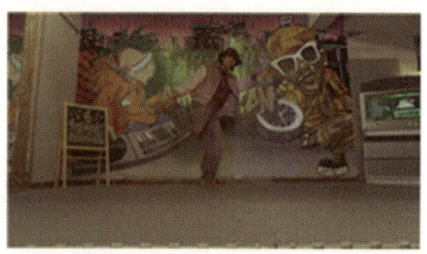

3. 오른발 바닥을 오른손으로 잡아주며 정면을 향해 한 바퀴 턴을 한다.

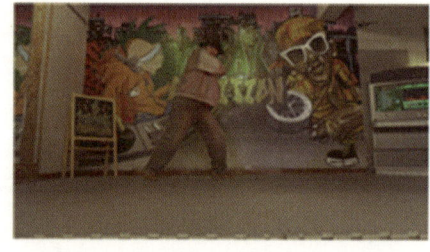

4. 이때 중심은 왼발로 잡아주며 정면에 도착 후 오른발을 제자리에 내려놓는다.

LEVEL

40

Air chair freeze

에어 체어 프리즈

*QR코드를 스캔하시면 동영상이 재생됩니다

중급 1/5

팔에 근육이 많아지면 팔꿈치에 안 닿는 사람도 있답니다!

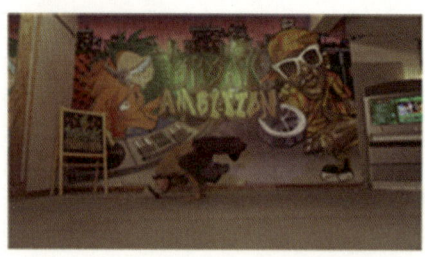

1. 베이비 프리즈 자세를 만든다.

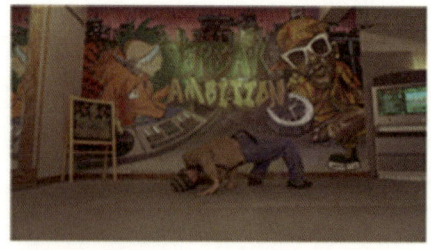

2. 오른 다리와 왼 다리를 몸 뒤로 이동시킨다.

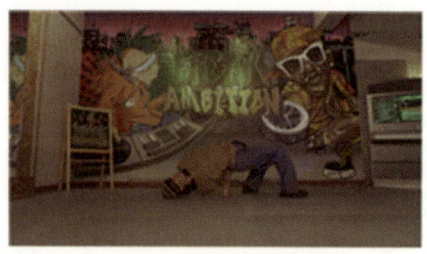

3. 이때 왼 손은 허리를 잡는다.

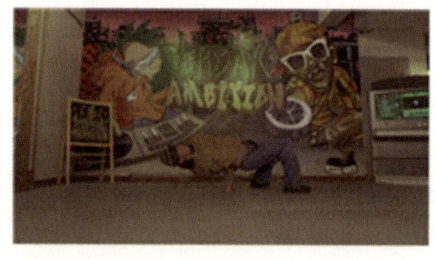

4. 머리를 들어 상체를 공중으로 올린다.

Air chair freeze

에어 체어 프리즈

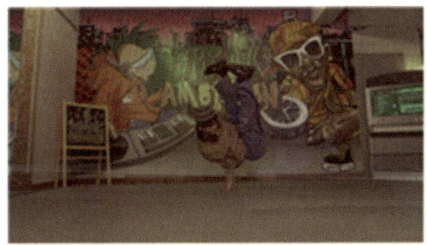

5. 두 다리를 한 번에 공중으로 올리며 무릎을 펼쳐준다. 상체와 하체는 확실하게 가깝게 붙도록 상체를 더 올려 하체에 붙여준다.

Air knee drop go down

에어 니 드랍 고 다운

*QR코드를 스캔하시면 동영상이 재생됩니다

중급 2/5

마치 독수리가 날개를 펴듯이!

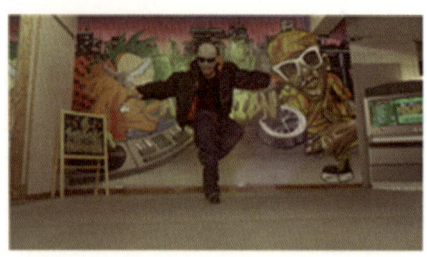

1. 왼 다리를 오른 다리 무릎 뒤에 밀착시킨다.

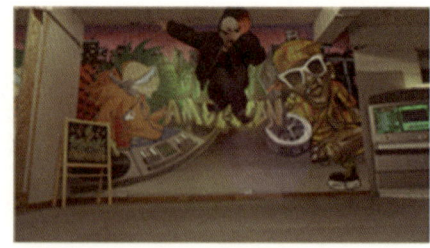

2. 그 자세에서 오른발을 올리며 점프를 한다.

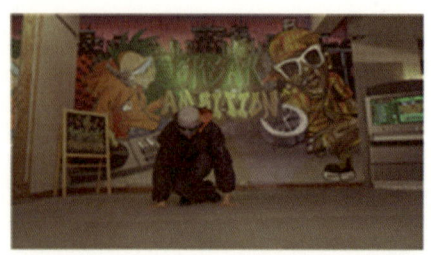

3. 양손을 바닥에 내려주며 두 다리를 바닥에 내려놓는다.

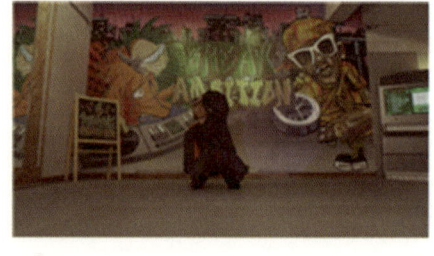

4. 그 후 오른발을 식스 스텝 앞 자세로 만들어준다.

Bronx & side moving spider step

브롱스 & 사이드 무빙 스파이더 스텝   *QR코드를 스캔하시면 동영상이 재생됩니다

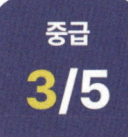
중급
3/5

코너를 도는 스케이팅 선수가 떠오르는군!

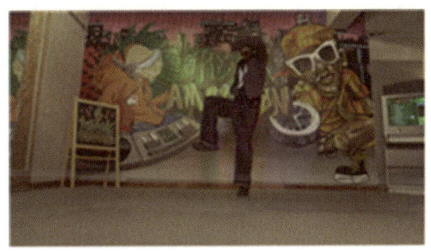

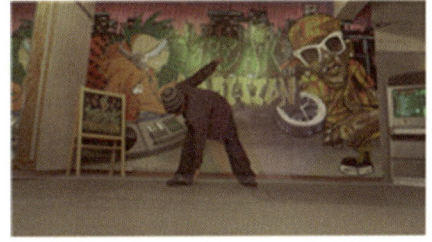

1. 브롱스 스텝을 두 번 한다.

2. 오른 다리를 내릴 때 왼손을 오른 다리 사이로 넣어준다.

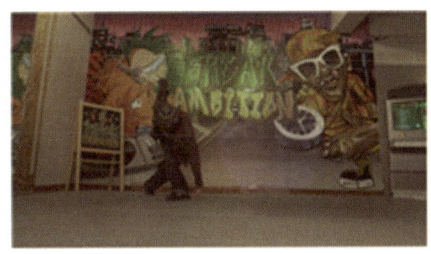

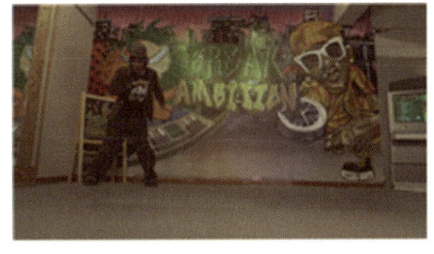

3. 그 후 왼 다리를 오른 다리 뒤로 이동시킨다.

4. 상체를 세워주며 손을 바닥에서 올리고 오른 다리를 오른 방향으로 내려놓는다.

Head-hollow back freeze

헤드-할로우 백 프리즈

*QR코드를 스캔하시면 동영상이 재생됩니다

중급 4/5

중심을 뒤쪽으로 보내주는 게 포인트!

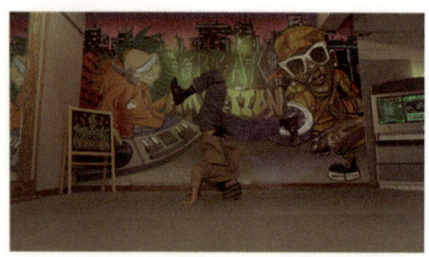

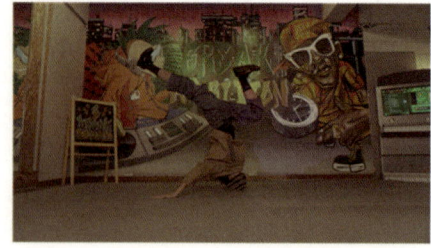

1. 폴드 헤드 할로우백 자세에서 왼 다리만 몸의 뒤쪽으로 접어준 자세를 만든다.

2. 그 후 오른 다리를 접으며 몸 쪽으로 당겨 오른발 바닥이 하늘을 향하게 만들고 왼 다리를 몸 뒤를 향해 펼쳐준다. 이때 허리를 최대한으로 꺾어주며 무릎을 접지 않는다. 손은 몸 뒤의 바닥을 잡아준다.

Twist inward heel indian step

트위스트 인워드 힐 인디언 스텝　　　*QR코드를 스캔하시면 동영상이 재생됩니다

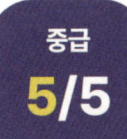

발은 뒤꿈치가 먼저 움직이는 것을 기억해!

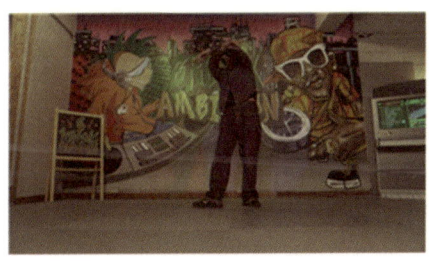

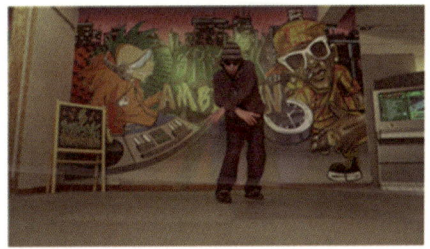

1. 오른발 바닥 안쪽을 정면에 보여준다. 손은 교차로 가슴 높이까지 올려준다.

2. 오른발을 앞꿈치만을 이용하여 왼쪽으로 이동한다. 상체를 내려준다.

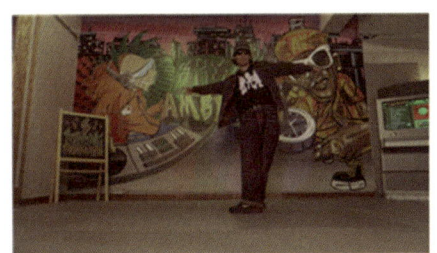

3. 상체를 올리고 다시 오른발 바닥 안쪽을 보여준다. 이때 양손을 어깨 높이 양쪽으로 펼쳐 올려준다.

¿ MISSION ?

! MISSION　　LEVEL 36~40

1990

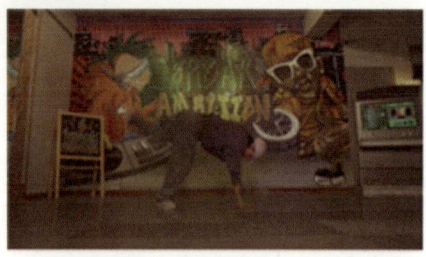

1. 오른손을 왼발 위치로 내려준다. 그리고 왼발을 공중으로 올려준다.

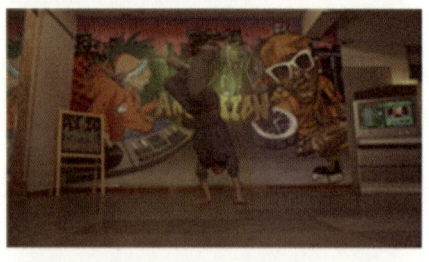

2. 왼손을 오른발 위치로 내리며 오른발을 공중에 들어준다. 이때 두 다리를 모아주며 다리를 접어준다.

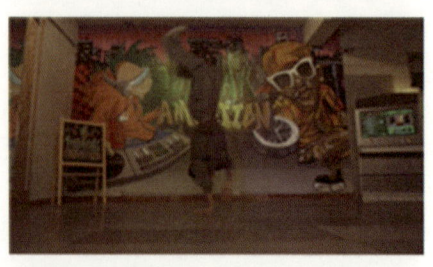

3. 두 다리를 하늘로 올리며 오른손을 바닥에서 떼고 몸을 등 뒤 방향으로 틀어준다.

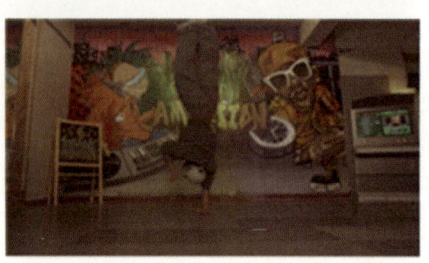

4. 오른손을 90도 접으며 몸에 붙여준다. 두 다리를 완전히 모은다.

MISSION

LEVEL 36~40

2000

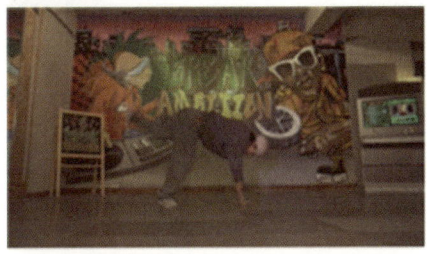

1. 오른손을 왼발 위치로 내려준다. 그리고 왼발을 공중으로 올려준다.

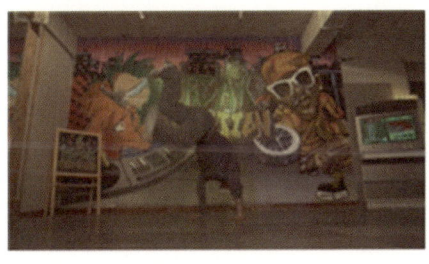

2. 왼손을 오른발 위치로 내리며 오른발을 공중에 들어준다.

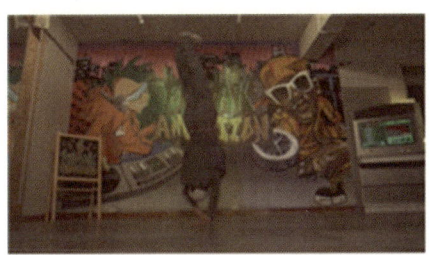

3. 두 다리를 모아주며 오른손을 왼손의 손등 위로 올려준다.

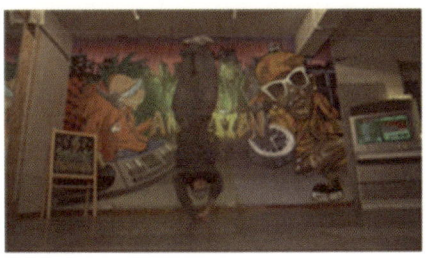

4. 몸을 등 뒤 방향으로 틀어준다.

MISSION

LEVEL 36~40

Flare

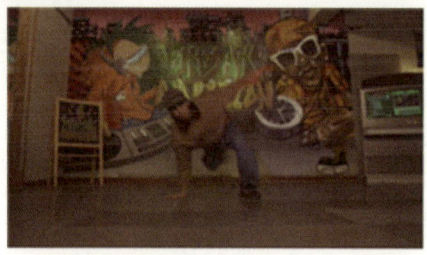

1. 두 다리를 어깨너비 두 배로 벌리며 바닥에 손이 닿을 때 오른발을 몸의 뒤로 크게 원을 그려준다.

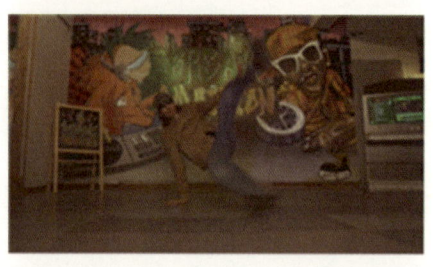

2. 오른발을 그대로 앞으로 가져오며 왼발을 공중으로 올려준다.

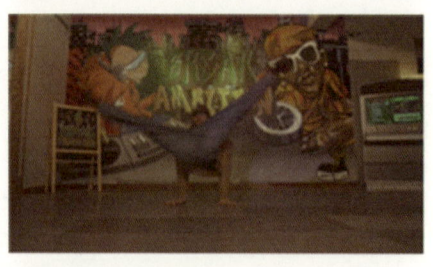

3. 바닥에 왼팔을 내려주며 정면에 다리를 130도 벌려준다.

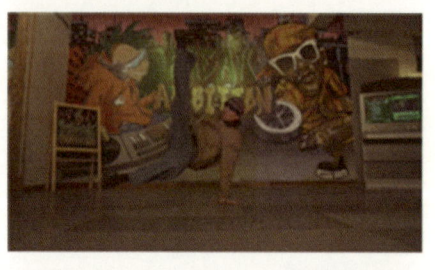

4. 오른손을 바닥에서 떼며 오른 다리를 하늘 높이까지 올려준다.

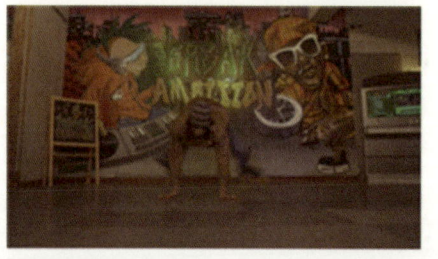

5. 상체를 숙여 정면 방향에 오른손을 내려준다. 이때 두 다리는 벌려진 상태로 몸의 뒤로 위치한다.

! MISSION LEVEL 36~40

Tapmill

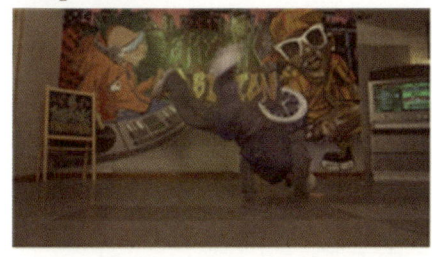

1. 윈드밀 도입을 한다.

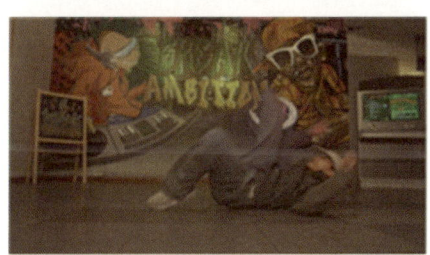

2. 양손을 가슴으로 모아주며 왼 다리를 접어주어 바닥에 내려놓는다. 이때 오른 다리를 가슴 쪽으로 당겨준다.

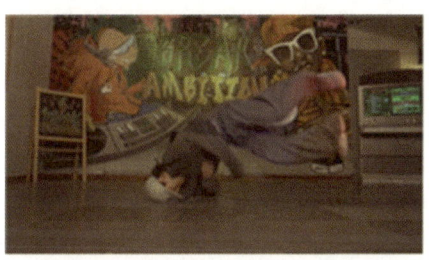

3. 왼 다리를 바닥에서 떼며 몸을 오른쪽으로 틀어준다. 이때 이마를 바닥에 내려준다.

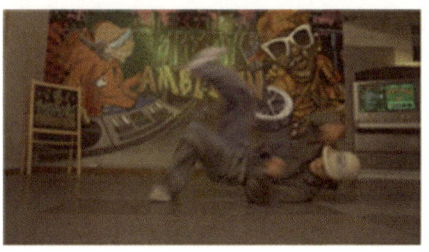

4. 몸을 공중에서 한 바퀴 돌리며 다시 왼발로 떨어진다.

! CLEAR !

L
E
V
E
L

41

4figure fold hollow-back freeze

4피겨 폴드 할로우-백 프리즈

*QR코드를 스캔하시면 동영상이 재생됩니다

중급 1/5

그냥 물구나무보다 손을 돌려서 잡아주는 게 포인트!

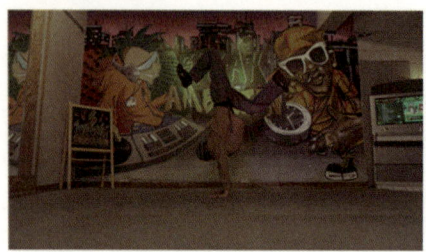

1. 핸드스탠드를 만든다.

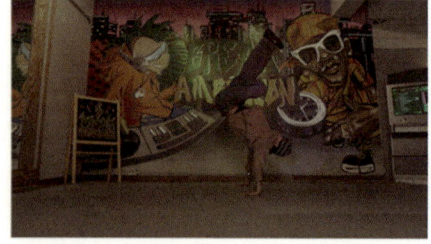

2. 오른 다리를 일직선으로 펼치며 왼 다리를 오른 다리 무릎에 올려준다. 이 때 고개는 오른발을 향하여 시선을 보고 엉덩이를 몸의 뒤 방향으로 이동한다.

Bending twist indian step

벤딩 트위스트 인디언 스텝

*QR코드를 스캔하시면 동영상이 재생됩니다

중급 2/5

다리를 틀어서 접을 때 확실히 접어 너의 각을 보여줘!

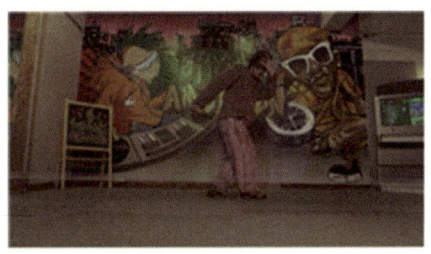

1. 트위스트 인디언 스텝의 마무리 자세를 만든다.

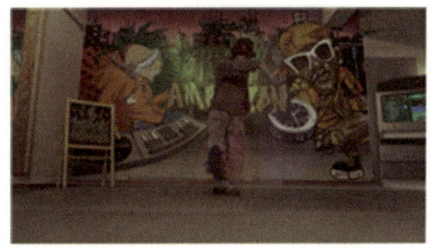

2. 오른발을 정면으로 펼쳐준다.

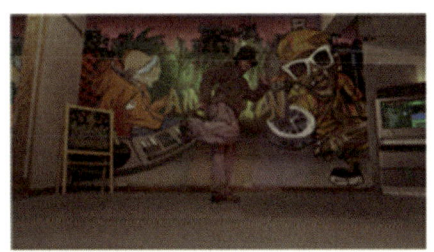

3. 오른 다리의 발바닥이 오른쪽을 볼 수 있게끔 접어준다.

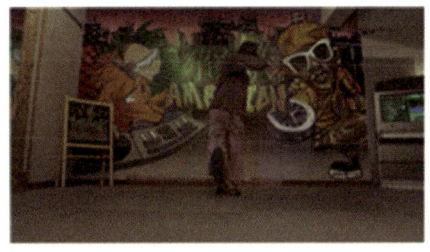

4. 한 번 더 정면을 향해 펼쳐준다.

Bending twist indian step

벤딩 트위스트 인디언 스텝

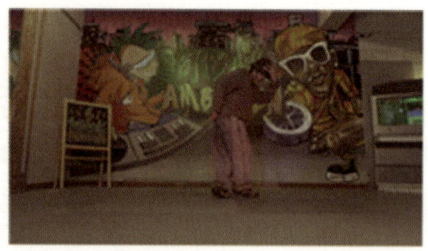

5. 마무리 자세를 한 번 더 만든다.

Double CC footwork

더블 씨씨 풋워크   *QR코드를 스캔하시면 동영상이 재생됩니다

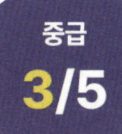
중급 3/5

> 공중에서 다리를 펴주고 다시 돌아오는 게 중요해!

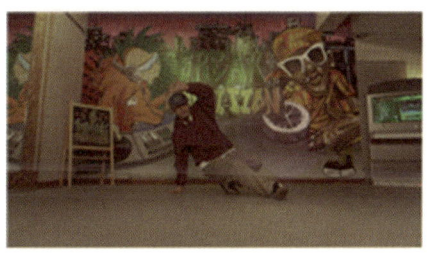

1. 오른팔로 몸을 지탱하고 오른발을 왼발 앞으로 펼쳐준다.

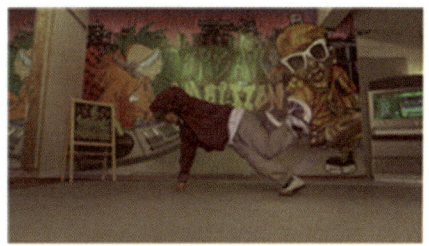

2. 왼발을 접은 상태로 공중에 들어준다.

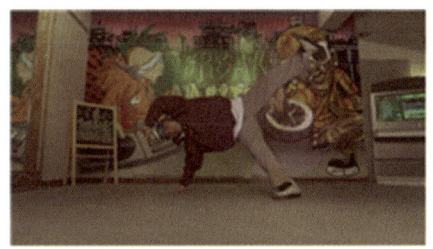

3. 하늘을 향해 펼쳐준다. 이때 몸을 완전히 하늘을 향해 들어준다.

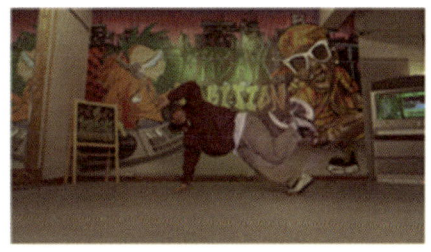

4. 왼 다리를 접어서 내린 다음 오른쪽 무릎을 모아준다.

Double CC footwork

더블 씨씨 풋워크

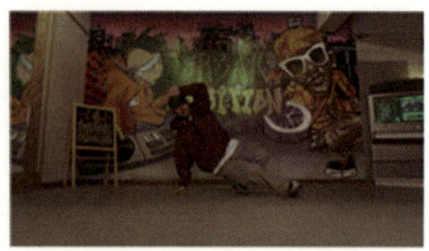

5. 첫 번째 자세를 만들어준다.

Knee hook & out 2kick down step

니 후크 & 아웃 투킥 다운 스텝

*QR코드를 스캔하시면 동영상이 재생됩니다

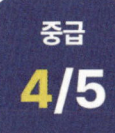
중급 4/5

여유가 있으면 상체를 쓰면 더욱 멋있을 거야!

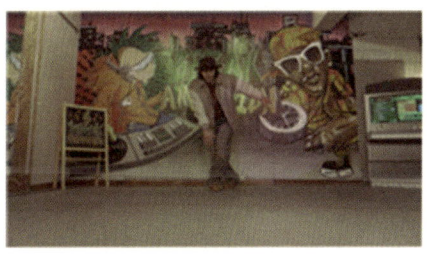

1. 쓰리 다운 스텝을 한 번하고 마무리 자세를 만든다.

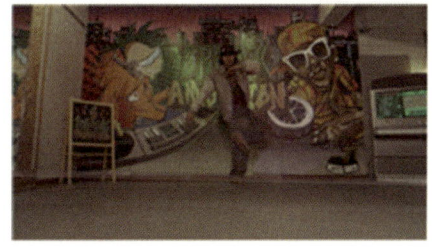

2. 그 후 앞에 있는 왼 다리를 오른 무릎에 올려주며 90도를 만들고 왼쪽으로 틀어준다.

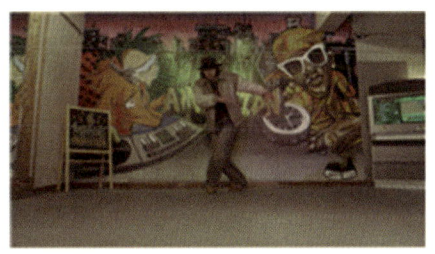

3. 왼발을 제자리에 내려놓는다.

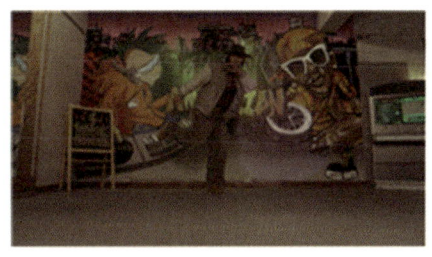

4. 오른 다리를 오른쪽 방향으로 90도 틀어준다.

Knee hook & out 2kick down step

니 후크 & 아웃 투킥 다운 스텝

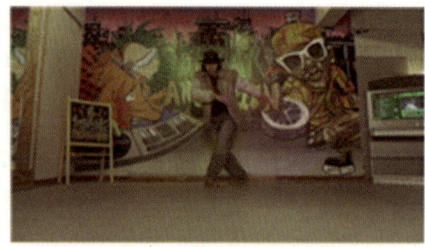

5. 다시 제자리로 돌아간다.

Side heel-toe-heel step

사이드 힐-토-힐 스텝

*QR코드를 스캔하시면 동영상이 재생됩니다

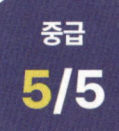

하와이에서 춤추는 사람들을 본 적이 있어?

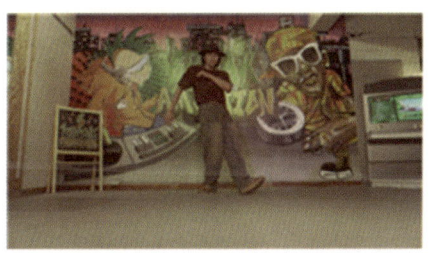

1. 왼쪽 방향을 향해 왼발의 뒤꿈치를 이동한다. 이때 발을 45도 틀어 발의 안쪽 면이 보이게 한다.

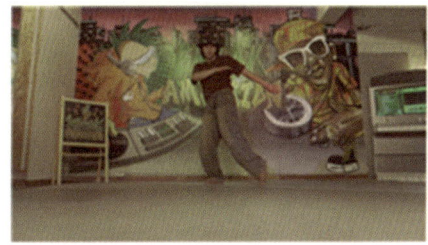

2. 왼발을 틀어 발의 앞꿈치를 바닥에 내려놓는다.

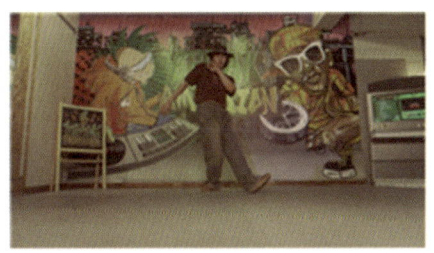

3. 한 번 더 첫 번째 자세를 만든다.

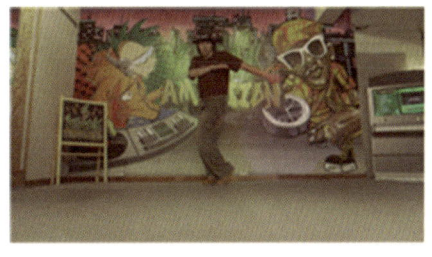

4. 그 후 오른 다리가 있는 방향으로 왼발을 뒤꿈치가 닿지 않게 모아준다. 몸의 방향은 오른쪽을 본다.

Side heel-toe-heel step

사이드 힐-토-힐 스텝

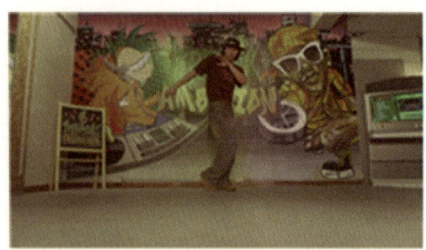

5. 왼발의 뒤꿈치를 대고 오른발의 뒤꿈치를 들어주고 몸의 방향은 왼쪽을 본다.

LEVEL

42

2kick down crab step

투킥 다운 크랩 스텝

*QR코드를 스캔하시면 동영상이 재생됩니다

중급 1/5

안된다면 크랩 스텝부터 해보고 앞에 붙여보자!

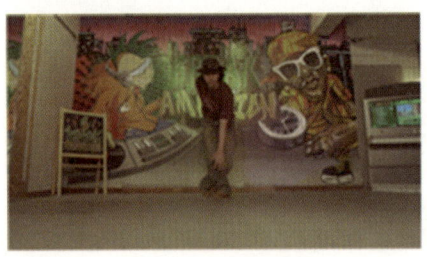

1. 투킥 다운 탑락을 해준다.

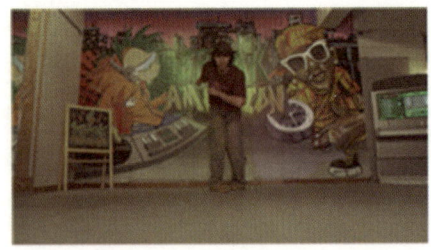

2. 두 다리의 무릎을 몸의 안쪽으로 모아 준다.

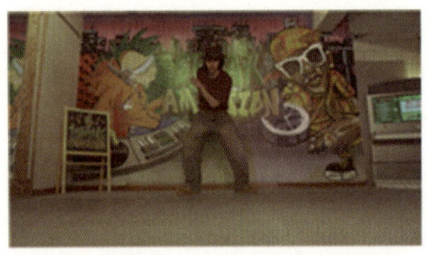

3. 그 후 두 다리 무릎을 동시에 바깥으로 벌려준다.

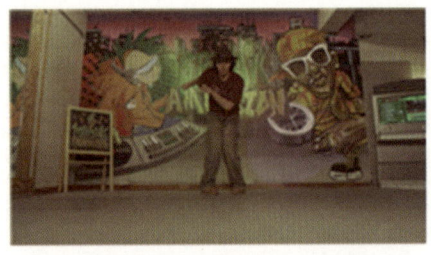

4. 다시 무릎을 안쪽으로 모아준다.

2kick down crab step

투킥 다운 크랩 스텝

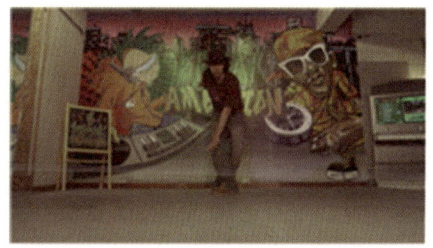

5. 마지막 첫 자세를 만들어준다.

Bronx kick out step

브롱스 킥 아웃 스텝

*QR코드를 스캔하시면 동영상이 재생됩니다

중급 2/5

뒤에 있는 벽을 부순다 생각하고 힘 있게 뒤로 차 보자!

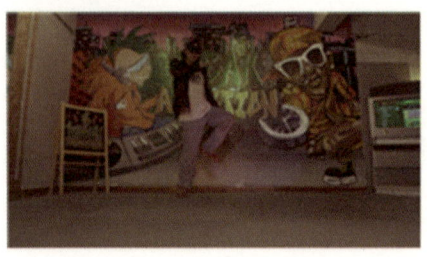

1. 브롱스 스텝을 두 번 한 뒤 발을 들어준다.

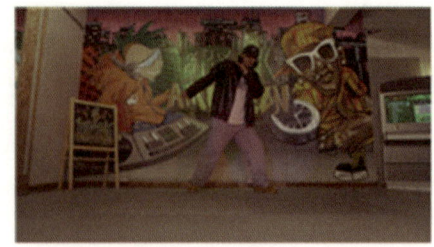

2. 왼발을 바닥에 내려놓는다.

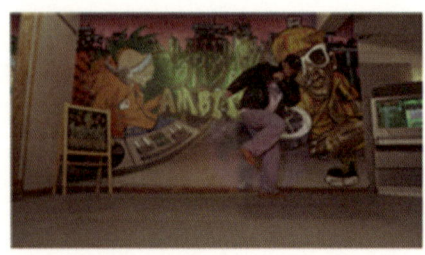

3. 오른발을 왼발이 있는 위치로 접어서 이동한다. 이때 다리는 90도 접는다.

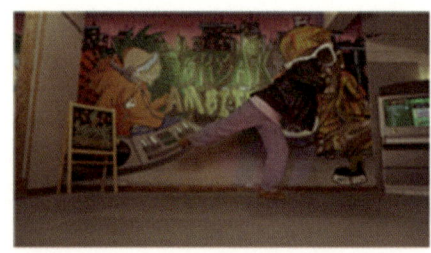

4. 그리고 오른쪽 방향을 향해 오른발을 70도 위치로 펼치며 왼발로 점프를 한다.

Front drag step

프론트 드래그 스텝   *QR코드를 스캔하시면 동영상이 재생됩니다

중급 3/5

러닝머신을 하는 사람을 떠올려 봐!

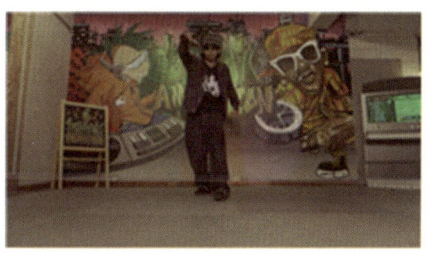

1. 왼발을 정면으로 펼쳐주며 이때 발바닥 전체가 바닥에 닿게 한다.

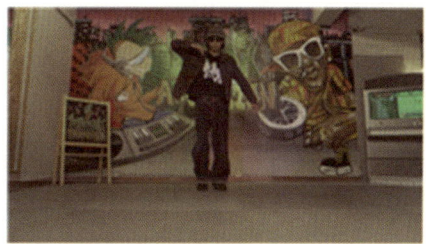

2. 천천히 바닥을 쓸며 제자리로 돌아오며 이때 오른발의 뒤꿈치를 들고 무릎을 20도 접는다.

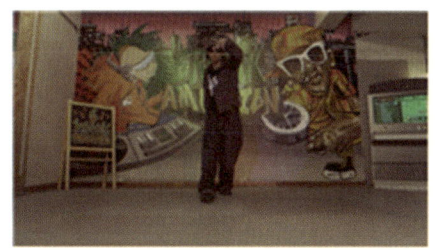

3. 오른발을 정면으로 펼쳐주고 발바닥 전체를 바닥에 닿게 한다.

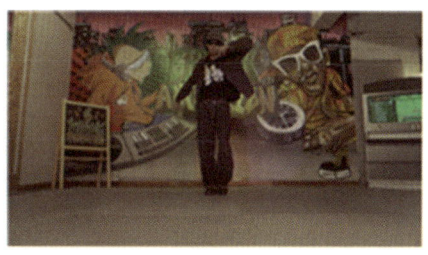

4. 천천히 바닥을 쓸며 제자리로 돌아와준다.

Kick & side inward move step

킥 & 사이드 인워드 무브 스텝

*QR코드를 스캔하시면 동영상이 재생됩니다

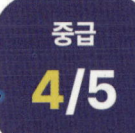

다리를 높게 들수록 멋있는 걸!

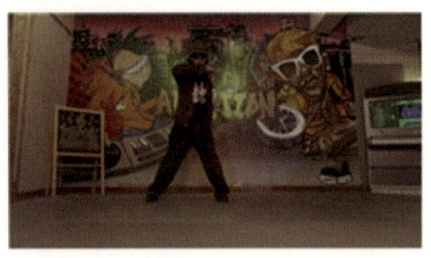

1. 사이드 스텝을 한 뒤 마무리 자세를 만든다.

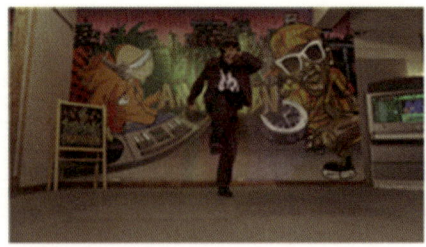

2. 다시 오른발을 들어준다.

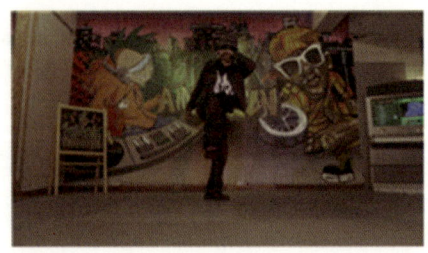

3. 그 후 왼발 뒤꿈치를 오른 방향으로 이동한다.

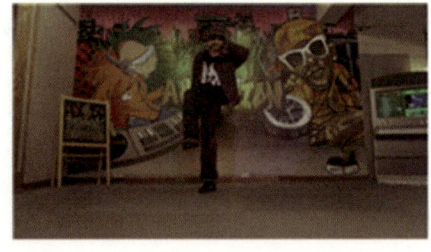

4. 앞꿈치까지 오른 방향으로 이동한다.

Kick & side inward move step

킥 & 사이드 인워드 무브 스텝

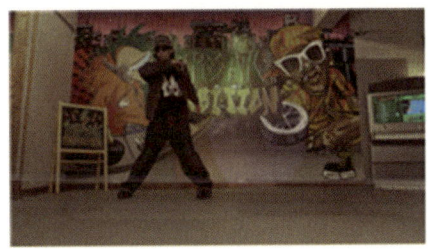

5. 그 후 한 번 더 오른 다리를 오른 방향에 내려놓는다.

Spider freeze

스파이더 프리즈

*QR코드를 스캔하시면 동영상이 재생됩니다

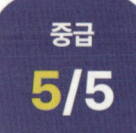

이 프리즈를 하면 거미줄을 쏠 수 있을 것만 같아!

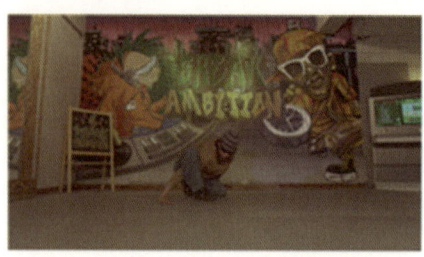

1. 오른 다리 사이에 오른손을 넣고 바닥에 앉는다.

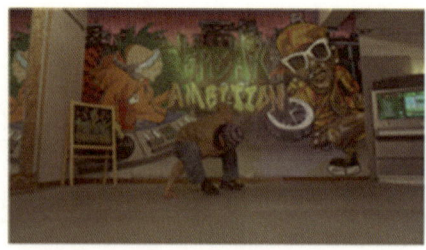

2. 그 후 몸을 일으켜 왼발을 오른발과 같은 선상으로 가져온다.

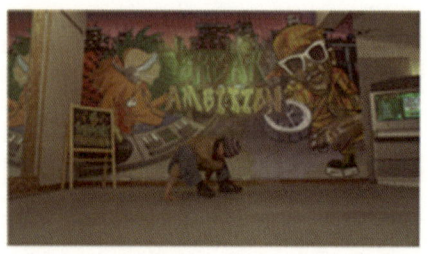

3. 왼팔을 왼발 사이로 넣어 오른손과 같은 선상을 만든다.

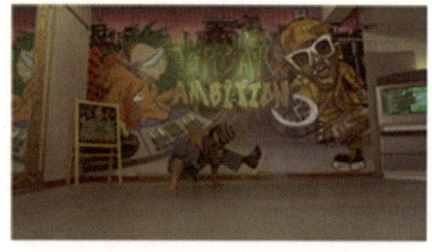

4. 오른 다리와 왼 다리를 들어주어 중심을 잡는다.

L
E
V
E
L

43

Back 4corner step

백 포코너 스텝

*QR코드를 스캔하시면 동영상이 재생됩니다

중급 1/5

이 동작을 보면 정열적인 라틴이 떠오르는데!

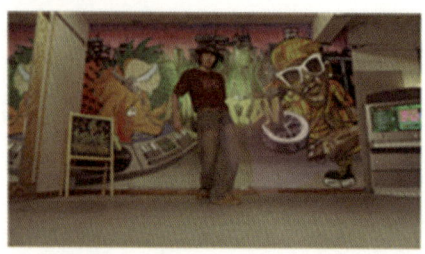

1. 왼발을 정면을 향해 내려놓고 발을 45도 틀어 발바닥 안쪽 면이 보이게 한다.

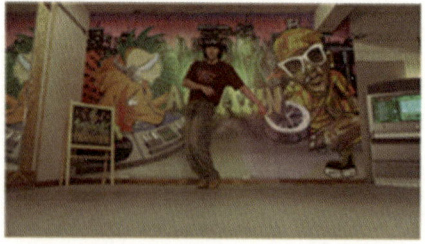

2. 왼발을 오른발이 있는 위치로 가져오며 무릎을 오른쪽을 향하게 준다.

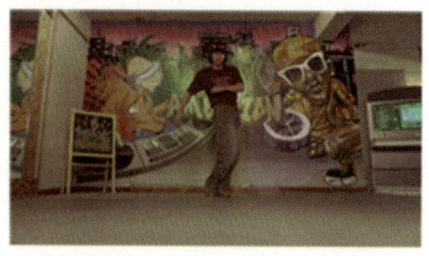

3. 그 상태로 무릎을 모아 왼쪽을 향한다.

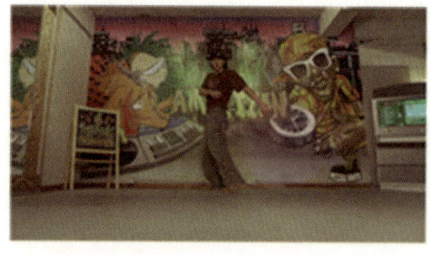

4. 오른발을 오른쪽 몸 뒤에 내려놓는다.

Back 4corner step

백 포코너 스텝

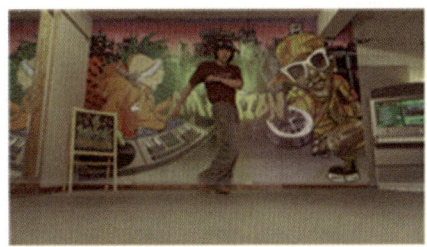

5. 오른발을 왼발이 있는 위치로 가져오며 무릎이 왼쪽을 향해 바라본다.

Back knee hook elbow bridge freeze

백 니 후크 엘보우 브릿지 프리즈

*QR코드를 스캔하시면 동영상이 재생됩니다

중급 2/5

어깨 스트레칭 필수!

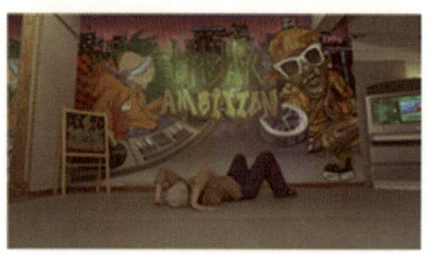

1. 손을 머리 옆으로 내려준다.

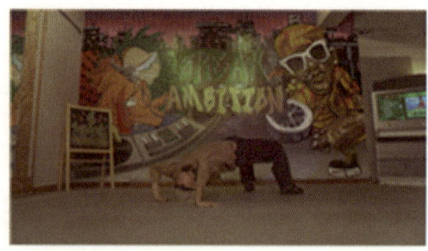

2. 허리와 등을 들고, 머리와 발바닥으로 중심을 잡는다.

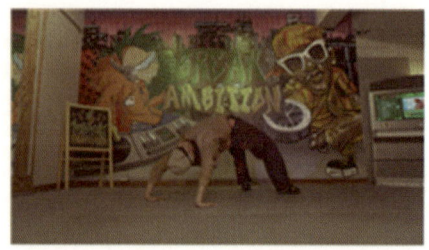

3. 몸을 더 들어 머리를 하늘로 올린다.

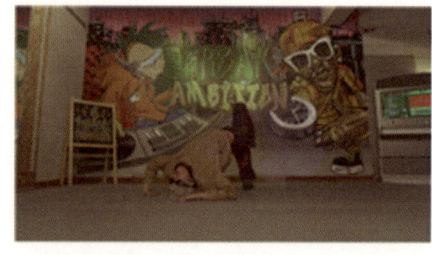

4. 오른팔 엘보를 대고 머리를 바닥에 내려놓고 오른발을 왼발 무릎 뒤로 붙여 포즈를 잡는다.

Kick & back double toe drag step

킥 & 백 더블 토 드래그 스텝

*QR코드를 스캔하시면 동영상이 재생됩니다

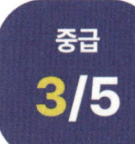

발끝에 영혼을 담아!

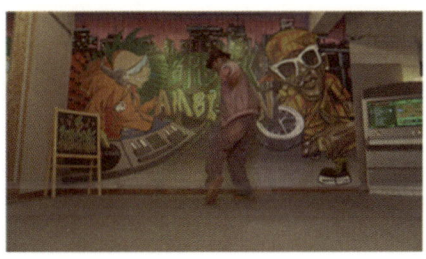

1. 킥앤백을 한번 진행하고 마무리 자세를 만든다.

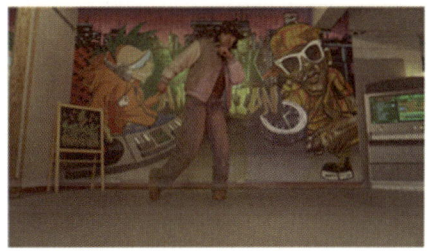

2. 오른발의 토 부분을 정면 방향을 향해 끌며 온다.

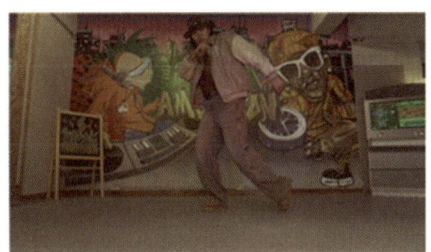

3. 왼발 토 부분을 정면 방향을 향해 끌면서 온다.

Pretzel footwork

프레첼 풋워크

*QR코드를 스캔하시면 동영상이 재생됩니다

중급
4/5

프레첼 빵을 먹고 나서 해볼까?

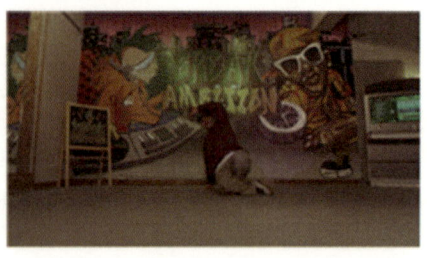

1. 식스 스텝 다섯 번째 자세를 만들어준다.

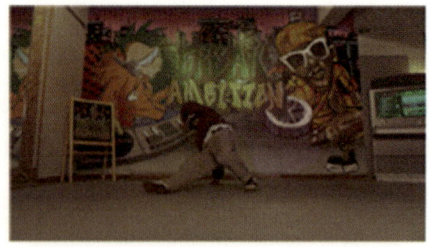

2. 오른발을 오른 방향으로 펼쳐준다.

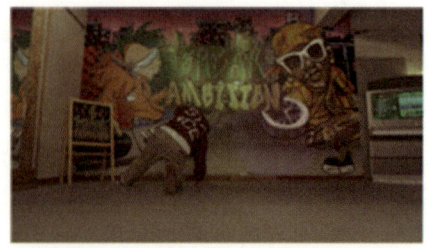

3. 오른발 무릎을 대고 왼발을 오른쪽으로 크게 돌린다.

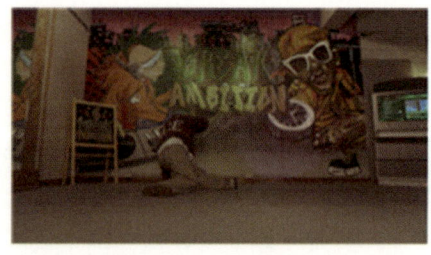

4. 왼손으로 바꾸고 왼발을 왼쪽 방향까지 돌려준다.

Pretzel footwork

프레첼 풋워크

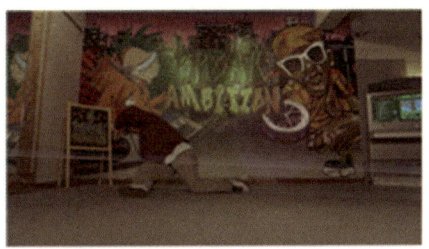

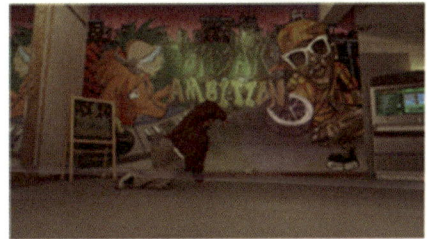

5. 왼발 무릎을 대고 몸 안쪽으로 몸을 돌려 포즈를 잡아준다.

6. 오른발을 완벽히 접고 바닥에 내려놓고 왼발을 오른발 발등에 둔다.

Roll pas de bourree step

롤 파 드 부레 스텝

*QR코드를 스캔하시면 동영상이 재생됩니

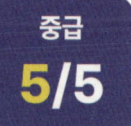
중급 5/5

골반을 앞으로 빼면서 돌리는 게 포인트!

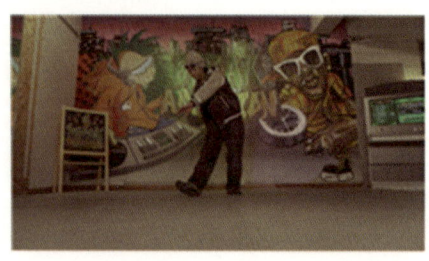

1. 오른 다리를 45도 오른쪽 방향으로 뒤꿈치만 내려놓는다.

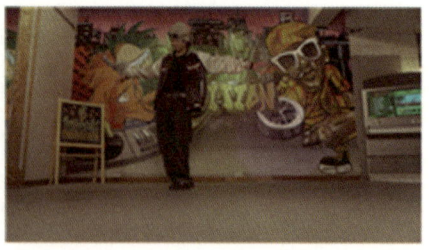

2. 왼발이 오른발 뒤로 이동하고 골반은 정면을 향해 내밀어 준다.

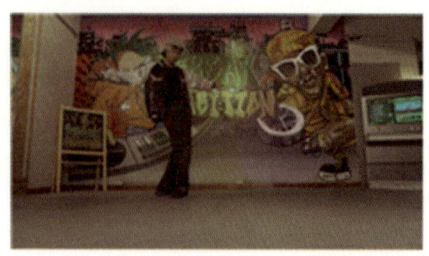

3. 몸은 그 상태에서 왼쪽 방향을 바라본다.

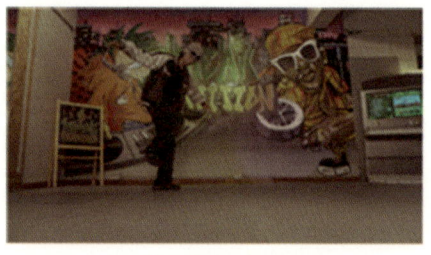

4. 오른 다리를 들어 무릎을 접는다.

Roll pas de bourree step

롤 파 드 부레 스텝

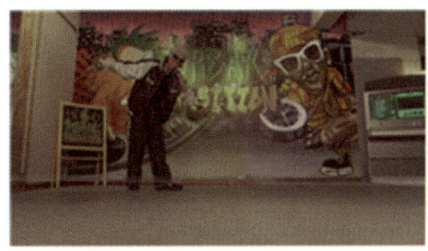

5. 오른 다리를 몸의 뒤쪽으로 내려놓는다.

LEVEL

44

4figure elbow bridge freeze

포피겨 엘보우 브릿지 프리즈

*QR코드를 스캔하시면 동영상이 재생됩니다

중급 1/5

엘보를 땅에 닿으면 좀 더 쉬울 줄 알았는데 왜 더 어려운 거 같지?

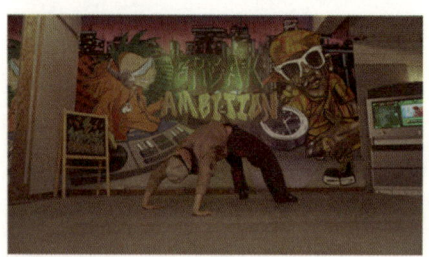

1. 브릿지 프리즈를 만들어준다.

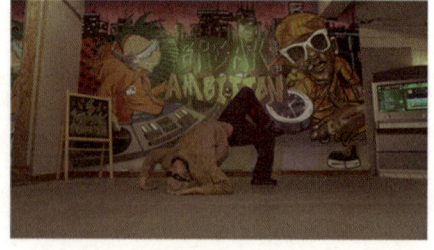

2. 오른손 엘보를 바닥에 대고 왼발을 오른쪽 무릎 위에 올려주며 다리를 90도 접고 포즈를 잡는다.

Air scissors step

에어 씨져 스텝

*QR코드를 스캔하시면 동영상이 재생됩니다

중급 2/5

가위로 종이를 자르듯이 날카롭게!

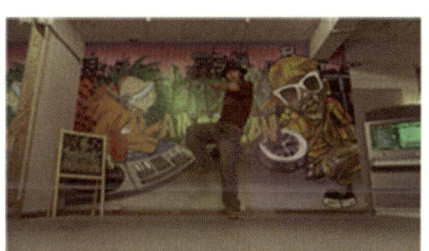

1. 브롱스 스텝을 두 번 진행한다.

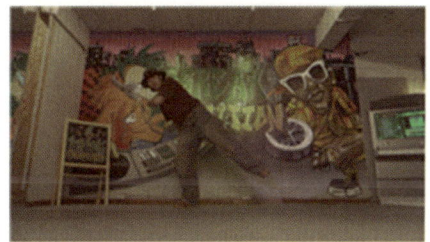

2. 오른발을 90도 틀어주며 오른쪽 방향으로 내려놓는다. 이때 왼 다리를 45도 공중에 들어준다.

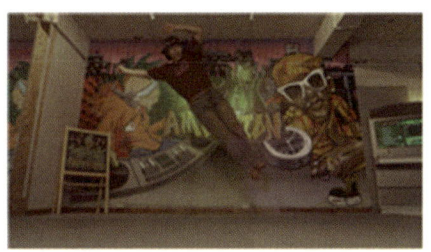

3. 오른 다리는 왼 다리를 향해 점프를 하여 모아준다.

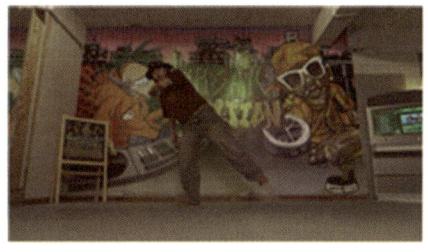

4. 착지할 땐 오른 다리로 착지를 한다.

Back knee hook 4corner step

백 니 후크 포코너 스텝 *QR코드를 스캔하시면 동영상이 재생됩니다

중급 3/5

발을 무릎에 확실히 걸어서 틀면 더욱더 멋있어!

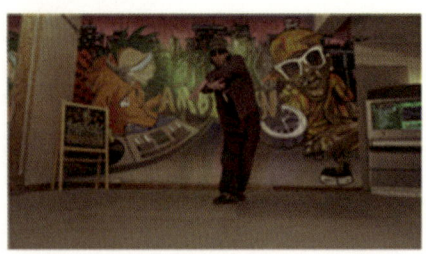

1. 오른발을 정면을 향해 내려놓는다.

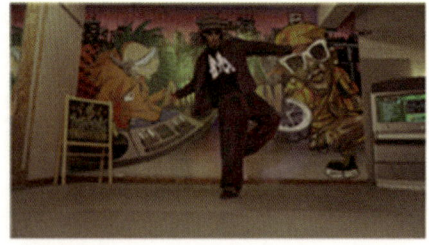

2. 왼발을 오른발 무릎 뒤로 이동하여 왼발 무릎이 왼쪽 방향을 향하게 한다.

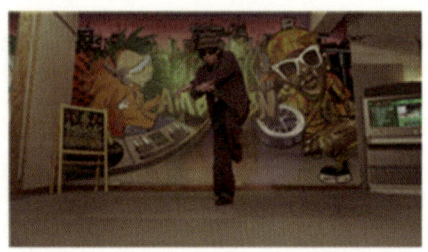

3. 왼쪽 무릎이 정면을 향해 이동한다.

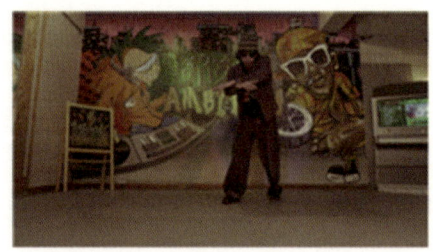

4. 왼발을 몸 뒤로 내려놓는다.

Side kick elbow bridge freeze

사이드 킥 엘보우 브릿지 프리즈　　　*QR코드를 스캔하시면 동영상이 재생됩니다

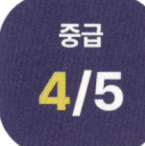

중급 4/5

다리 스트레칭 필수!

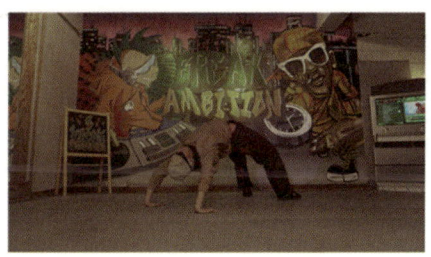

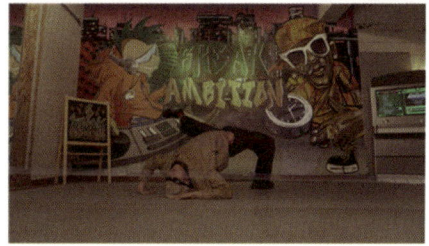

1. 브릿지 프리즈를 만들어준다.

2. 오른손 엘보를 바닥에 내려주며 왼발을 왼쪽 옆구리 방향으로 펼쳐준다. 이때 무릎은 접히지 않는다.

Twist cross step

트위스트 크로스 스텝

*QR코드를 스캔하시면 동영상이 재생됩니다

중급 5/5

복싱 선수가 스텝을 밟는 것을 본 적이 있어?

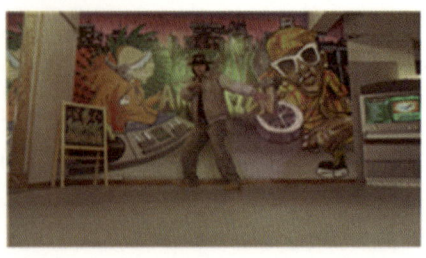

1. 오른쪽 방향을 보고 다리를 어깨너비 1.5배로 벌린다.

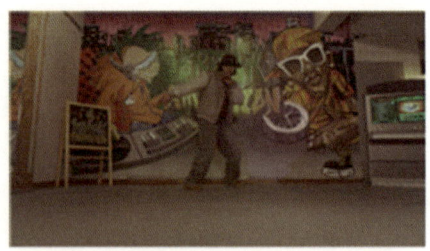

2. 왼쪽 방향을 보고 다리를 어깨너비 1.5배로 벌린다.

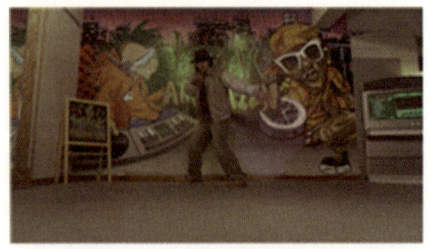

3. 한 번 더 오른쪽 방향을 보고 다리를 어깨너비 1.5배로 벌린다.

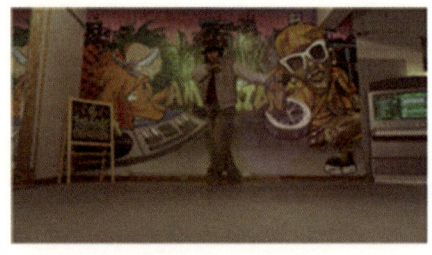

4. 왼 다리를 몸의 가운데로 점프를 하여 이동하고 오른 다리를 왼 다리 뒤로 이동한다. 이때 두 다리의 공간을 만들지 않는다.

LEVEL

45

Air running kick out footwork

에어 러닝 킥 아웃 풋워크

*QR코드를 스캔하시면 동영상이 재생됩니다

중급 1/5

처음은 오른발부터 차 보는 거야!

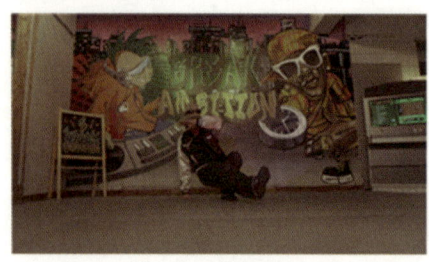

1. 오른손으로 몸을 지탱하며 오른발을 왼발 앞으로 펼쳐준다.

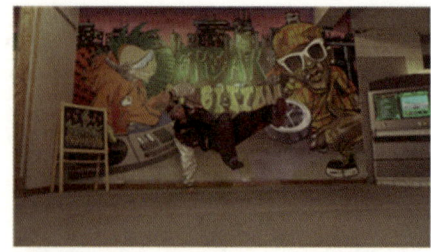

2. 점프를 하여 왼발을 펼쳐주고 오른발을 90도 접는다.

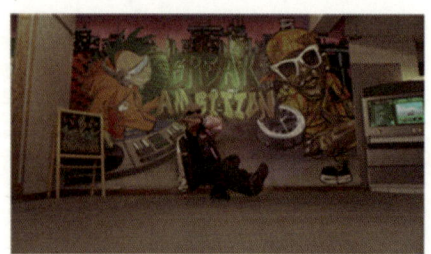

3. 착지할 때 왼발을 다시 접어서 왼발로 떨어지고 오른발은 펼쳐준다.

Back hook 1elbow bridge freeze

백 후크 원엘보우 브릿지 프리즈

*QR코드를 스캔하시면 동영상이 재생됩니다

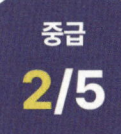

여유가 생기면 손을 허리 말고 머리에도 올려봐!

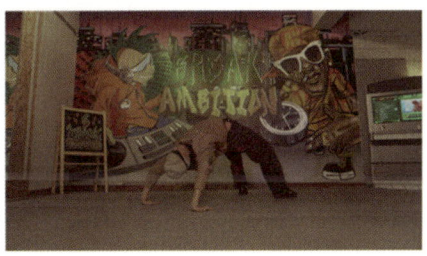

1. 브릿지 프리즈를 만든다.

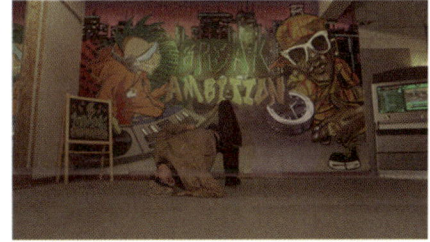

2. 오른 엘보우를 바닥에 내리며 오른 다리를 왼쪽 무릎 뒤로 붙여주고 왼손은 왼쪽 허리를 잡아준다. 이때 오른 다리는 완전히 접힌 상태로 포즈를 만든다.

In & out touch twist indian step

인 & 아웃 터치 트위스트 인디언 스텝   *QR코드를 스캔하시면 동영상이 재생됩니다

중급 3/5

중심이 되는 다리도 계속 트위스트 해줘야 하는 거 알지?

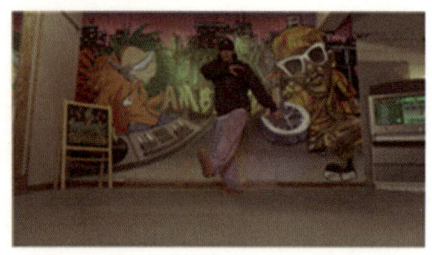

1. 왼발을 정면 20도 높이로 펼쳐준다.

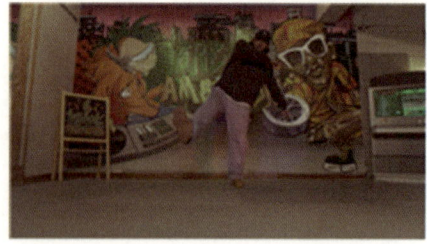

2. 오른발을 정면 20도 높이로 펼쳐준다.

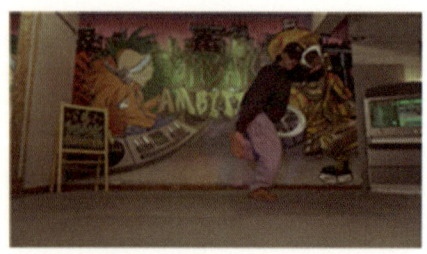

3. 오른발을 왼쪽 방향으로 내려주고 이때 왼발을 오른발 뒤로 접어서 이동하며 오른손으로 발바닥을 쳐준다.

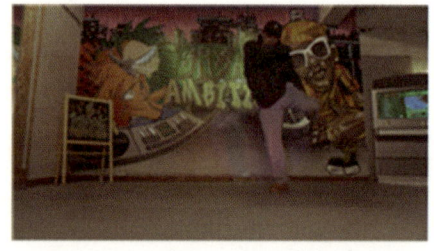

4. 왼손으로 왼 발바닥을 쳐준다.

In & out touch twist indian step

인 & 아웃 터치 트위스트 인디언 스텝

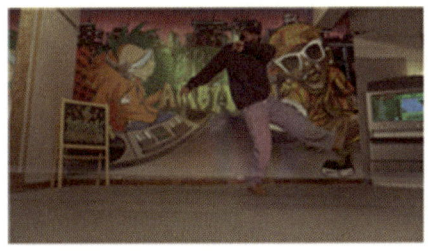 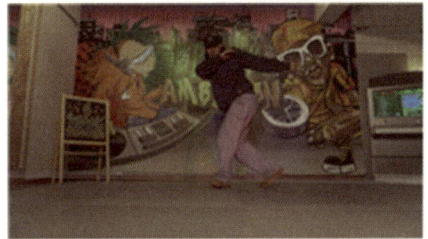

5. 왼 발바닥이 왼쪽 방향으로 향해서 보여줄 수 있도록 펼쳐준다.

6. 왼발을 펴주고 오른쪽 방향으로 내려놓는다.

Kick & back twist knee hook step

킥 & 백 트위스트 니 후크 스텝

*QR코드를 스캔하시면 동영상이 재생됩니다

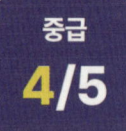
중급 4/5

어렵더라도 성장하는 너의 모습을 상상해 봐!

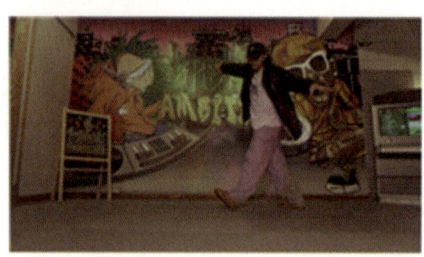

1. 킥앤백을 한번 해주고 마무리 자세를 만든다.

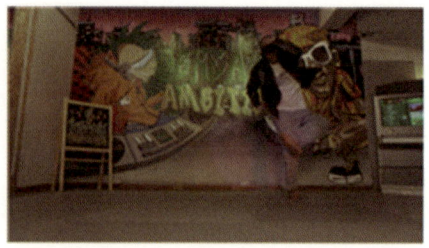

2. 왼발을 오른발 무릎 위로 올려준다. 이때 왼발 무릎은 왼쪽 방향을 향해 올려준다.

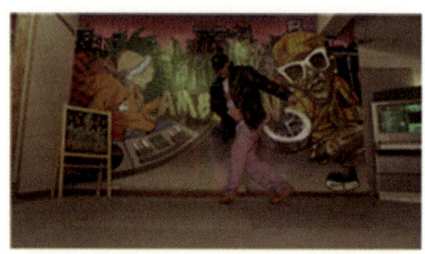

3. 왼발을 오른쪽 방향으로 내려놓는다.

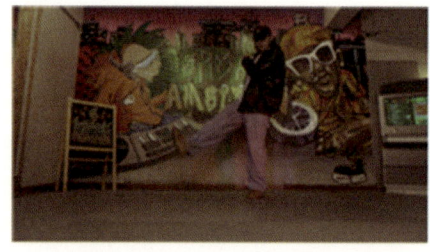

4. 오른발을 오른쪽 45도 대각선 방향으로 펼쳐준다.

Kick & back twist knee hook step

킥 & 백 트위스트 니 후크 스텝

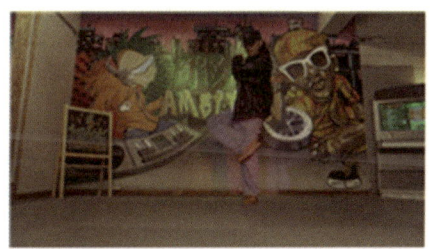

5. 왼발 무릎 위로 오른발을 올려준다.

Under knee rock go down

언더 니 락 고 다운   *QR코드를 스캔하시면 동영상이 재생됩니다

중급 5/5

다리를 통과할 때 몸 중심을 앞에서 뒤로 주면서 하는 게 꿀팁!

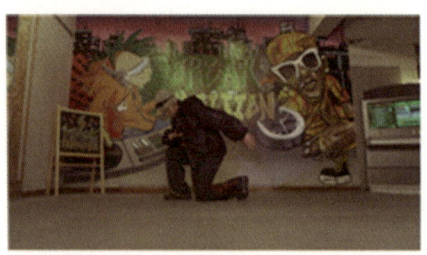

1. 왼쪽 무릎을 바닥에 내려놓고 오른쪽을 향해서 앉아준다.

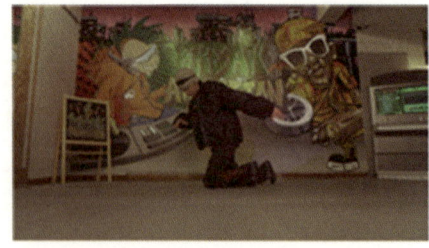

2. 오른쪽 다리를 왼쪽 무릎과 같은 선상으로 위치해 준다.

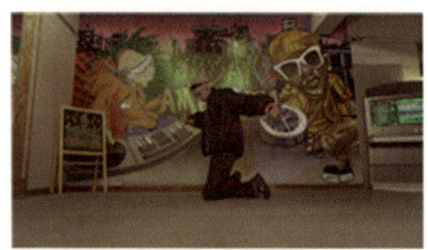

3. 왼쪽 발 등을 오른쪽 무릎 뒤에 이동해 준다.

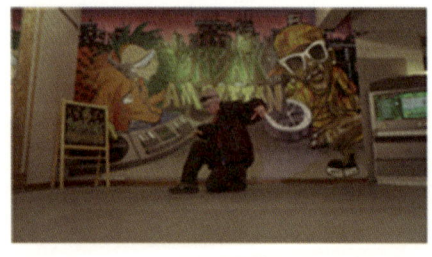

4. 왼쪽 발이 오른쪽 발을 넘고 정면을 향해서 이동해 준다.

Under knee rock go down

언더 니 락 고 다운

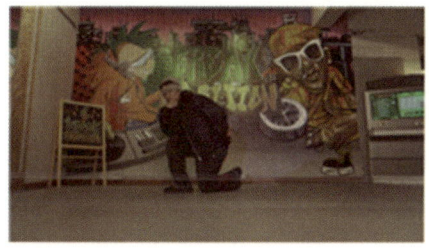

5. 왼쪽 무릎으로 중심을 잡는다.

¿ MISSION ?

MISSION
LEVEL 41~45

Air chair spin

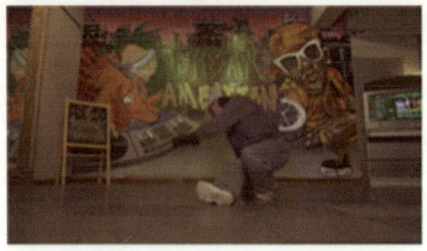

1. 오른팔로 몸을 지탱하며 오른발을 정면으로 펴주며 내려간다.

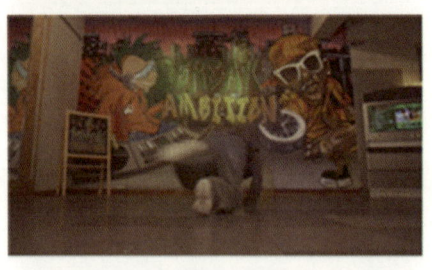

2. 왼발이 오른발을 넘으며 몸은 오른쪽으로 틀어준다. 이때 왼손을 바닥에 내려준다.

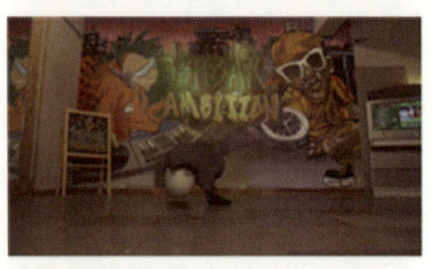

3. 오른발을 왼발의 뒤로 보내주며 왼손으로 파일럿 프리즈를 잡는다.

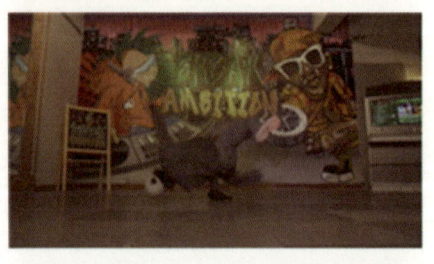

4. 오른발을 몸의 뒤 방향으로 계속해서 보내주며 왼발을 바닥에서 들어준다.

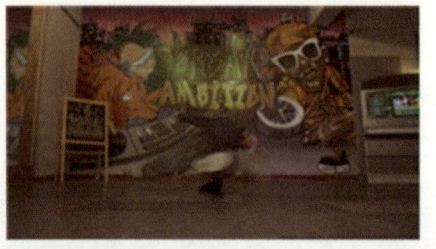

5. 왼손으로만 몸을 지탱하며 두 다리를 고정하여 몸을 돌려준다.

MISSION LEVEL 41~45

Shoulder halo

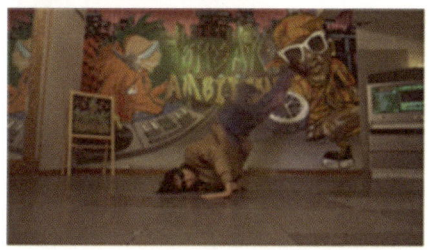

1. 바닥에 오른쪽 숄더 프리즈를 내려주며 오른.발을 공중으로 들어주고 왼 다리를 정면으로 들어준다.

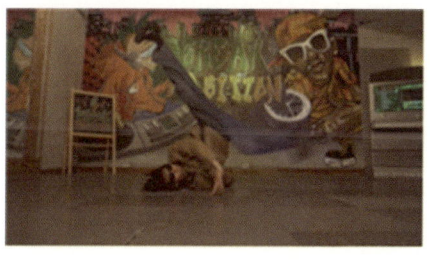

2. 숄더 프리즈를 버티면서 두 다리를 130도 벌려주고 오른 다리는 정면 왼 다리는 하늘 위로 올려주어 두 다리를 돌려준다. 이때 두 다리를 머리 위로 이동시켜준다.

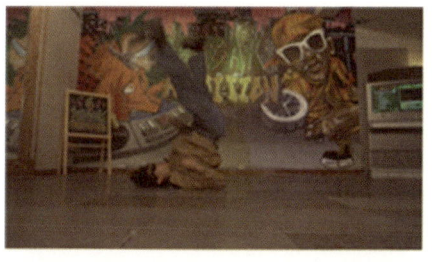

3. 머리를 바닥에 내려주며 오른팔을 머리 위로 올려준다. 이때 머리로만 몸의 중심을 잡아준다.

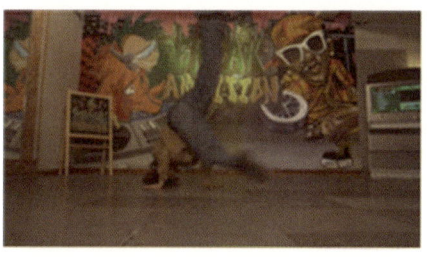

4. 뒤쪽 방향으로 몸을 틀어주며 왼손과 오른손을 동시에 바닥에 내려준다.

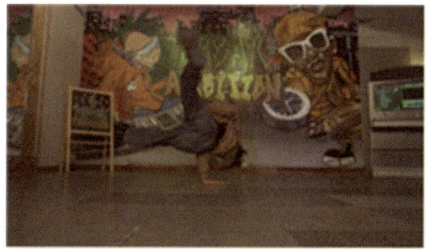

5. 두 다리를 몸 쪽으로 가져오며 프리즈를 만든다.

MISSION
LEVEL 41~45

Shoulder spin

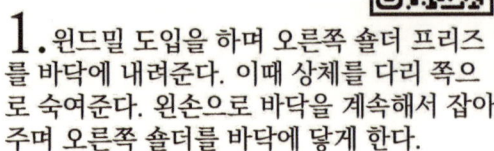

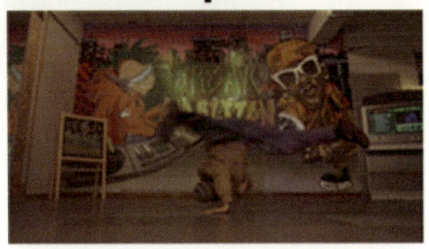

1. 윈드밀 도입을 하며 오른쪽 숄더 프리즈를 바닥에 내려준다. 이때 상체를 다리 쪽으로 숙여준다. 왼손으로 바닥을 계속해서 잡아주며 오른쪽 숄더를 바닥에 닿게 한다.

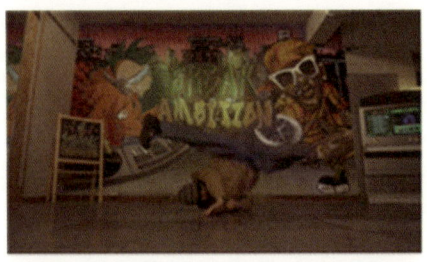

2. 그 후 오른팔을 접어 어깨와 팔꿈치의 면적을 전부 바닥에 마찰시킨다.

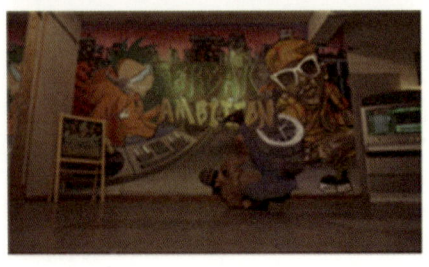

3. 왼손을 바닥에서 떼며 두 다리를 90도 벌린 채로 고정한다. 오른팔로만 몸의 중심을 지탱하며 몸의 뒤쪽 방향으로 계속해서 스핀을 한다.

MISSION

LEVEL 41~45

UFO spin

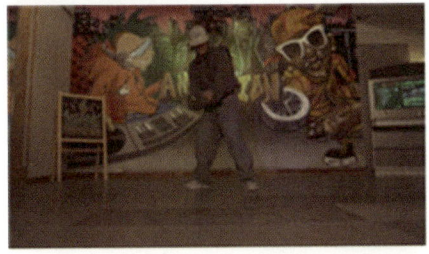

1. 오른손을 왼쪽 손등에 올려 두 손을 모아주며 어깨너비 두 배로 다리를 벌려준다.

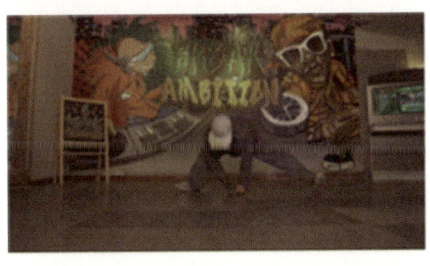

2. 두 손을 두 다리의 가운데에 위치시키며 왼 다리를 몸의 뒤로 크게 돌린다.

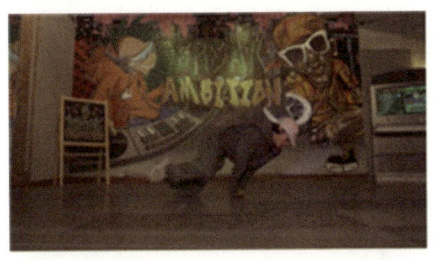

3. 왼쪽 방향을 향해 몸을 돌려주며 오른 다리를 공중으로 올려준다.

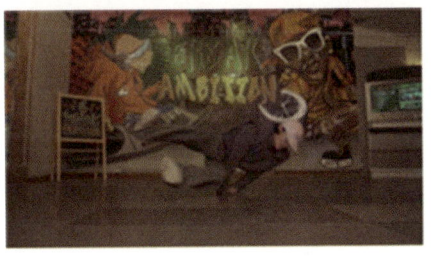

4. 몸을 왼쪽 방향으로 회전시키며 왼 다리 무릎을 오른팔에 걸어준다. 이때 두 손으로만 몸을 지탱하여 스핀을 한다.

! CLEAR !

LEVEL

46

1kick out 1elbow bridge freeze

원킥 아웃 원엘보우 브릿지 프리즈 *QR코드를 스캔하시면 동영상이 재생됩니다

중급
1/5

허리 스트레칭 필수!

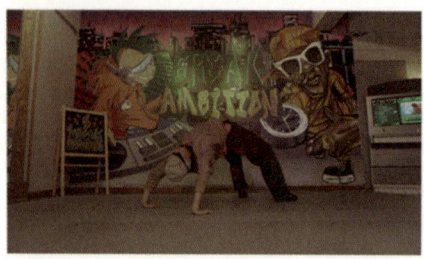

1. 브릿지 프리즈 자세를 만든다.

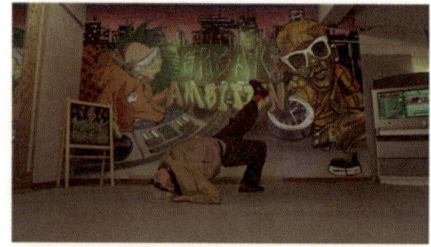

2. 오른 엘보우를 바닥에 내려준다. 왼 다리를 펼쳐줘서 무릎을 펴고 왼손으로 왼쪽 허리를 잡아 포즈를 만든다.

Kick & back 2leg twist step

킥 & 백 투레그 트위스트 스텝

*QR코드를 스캔하시면 동영상이 재생됩니다

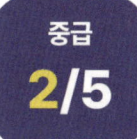

다리를 모으고 트위스트 할 때 상체를 위로 들고 틀면 효과가 2배!

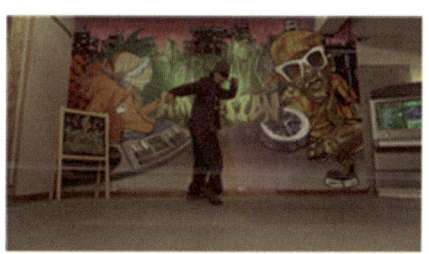

1. 킥앤백 스텝을 한번 반복한다.

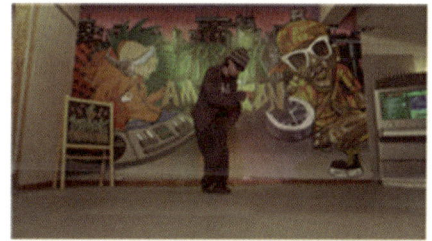

2. 마무리 자세에서 왼발을 오른발이 있는 위치로 이동하고 무릎을 10도 가량 구부려 몸을 숙여준다.

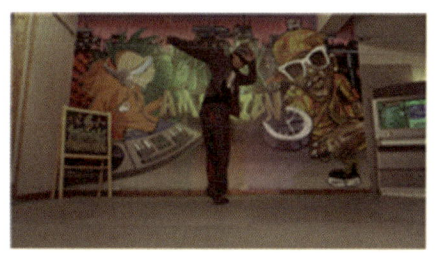

3. 양발의 뒷꿈치를 정면 방향을 향하여 틀어주고 무릎을 전부 펼쳐 준다.

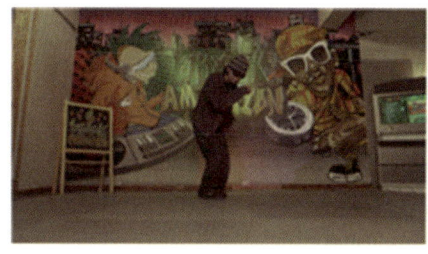

4. 다시 뒤꿈치를 내리며 무릎을 10도 가량 구부려 몸을 숙여준다.

Kick & back 2leg twist step

킥 & 백 투레그 트위스트 스텝

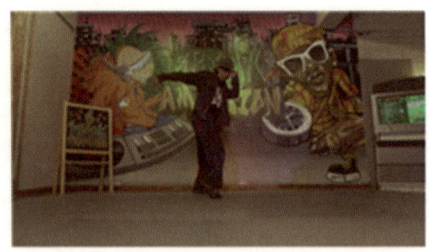

5. 왼발을 뒤 방향으로 내려놓는다.

Kick & back snake heel step

킥 & 백 스네이크 힐 스텝

*QR코드를 스캔하시면 동영상이 재생됩니다

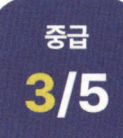

중급 3/5

마치 뱀이 움직이듯이 움직여봐!

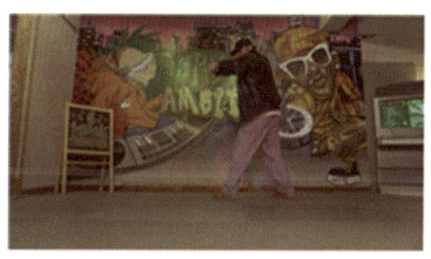

1. 킥앤백스텝을 한번 한 뒤 마무리자세를 만든다.

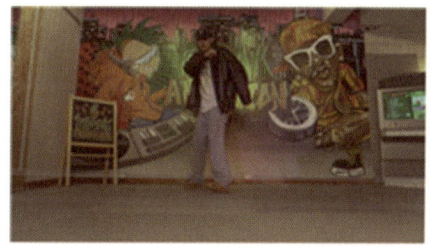

2. 왼발의 앞꿈치를 들어주고 오른발을 오른쪽으로 이동한다.

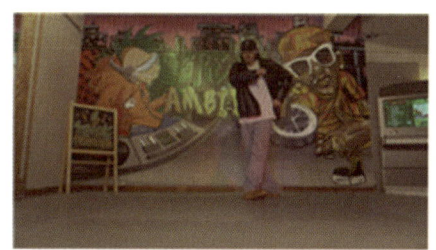

3. 왼발의 앞꿈치를 든 상태에서 왼쪽 방향으로 한번 이동 후 오른발을 다시 왼쪽으로 이동한다.

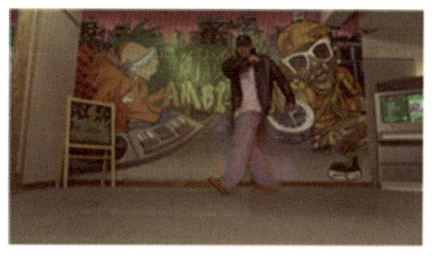

4. 왼발의 앞꿈치를 든 상태를 유지해서 오른 방향으로 한 번 더 이동한다.

Kick & back turn step

킥 & 백 턴 스텝　　　　　　　　　　　*QR코드를 스캔하시면 동영상이 재생됩니다

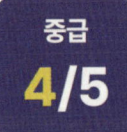

턴 돌 때 발의 옆면을 쓸면서 돌면 더욱더 멋있게 돌 수 있어!

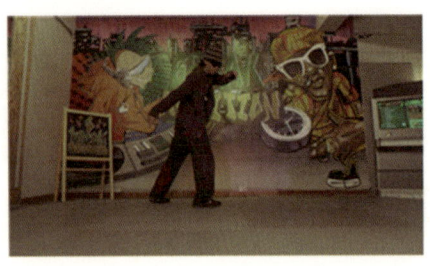 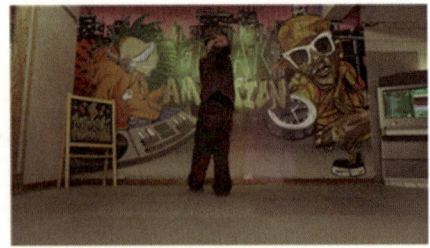

1. 킥앤백 스텝을 한번 한 뒤 마무리자세를 만든다.

2. 몸을 왼쪽으로 돌며 오른발을 고정하고 왼 발바닥의 바깥날로 바닥을 쓸어준다.

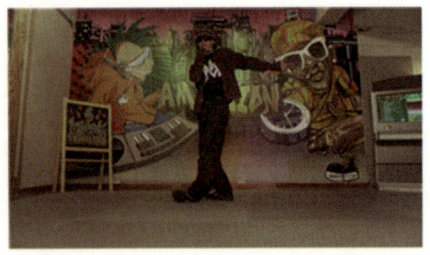

3. 정면 방향까지 몸을 돌아 포즈를 잡는다.

Knee hook 1elbow bridge freeze

니 후크 원엘보우 브릿지 프리즈

*QR코드를 스캔하시면 동영상이 재생됩니다

중급 5/5

건축 조형물을 생각하고 만들어보자!

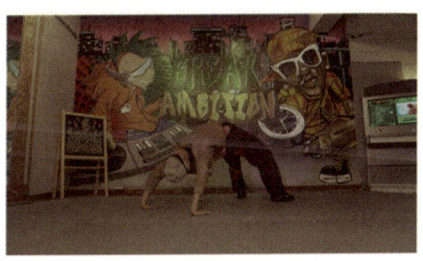

1. 브릿지 프리즈 자세를 만든다.

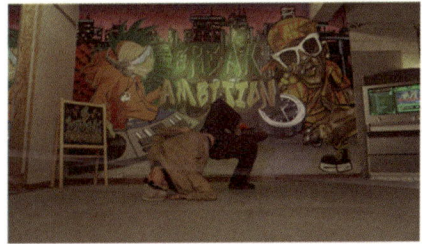

2. 오른 팔꿈치를 바닥에 내리며 왼발을 오른발 무릎 위에 올려주고 왼손으로 왼쪽 허리를 잡는다.

L
E
V
E
L

47

Air cross twist indian step

에어 크로스 트위스트 인디언 스텝 *QR코드를 스캔하시면 동영상이 재생됩니다

중급 1/5

공중에서 확실하게 교차하는 게 포인트!

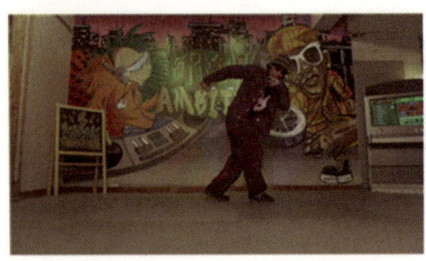

1. 트위스트 인디언 스텝을 하고 마무리 자세를 만든다.

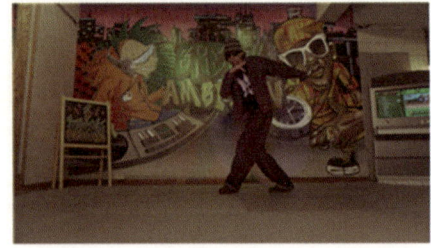

2. 점프를 하며 오른발이 왼쪽 대각선 뒤 45도, 왼발이 오른쪽 대각선 앞 45도로 한 번에 교차하여 떨어진다.

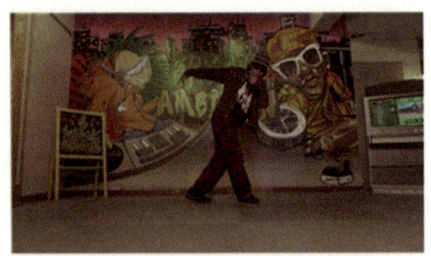

3. 그 후 다시 점프를 하며 왼발을 오른쪽 대각선 뒤 45도, 오른발을 왼쪽 대각선 앞 45도 방향으로 교차한다.

Back hook no hand bridge freeze

백 후크 노 핸드 브릿지 프리즈　　　　　*QR코드를 스캔하시면 동영상이 재생됩니다

중급 2/5　　다리 먼저 중심을 잡고 천천히 만들어야 해!

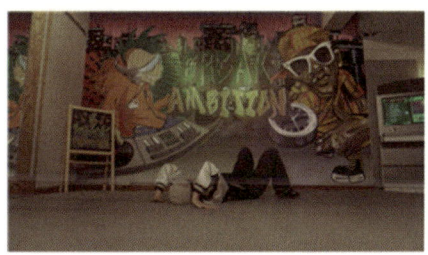

1. 바닥에 누워 양손을 머리 옆에 내려준다.

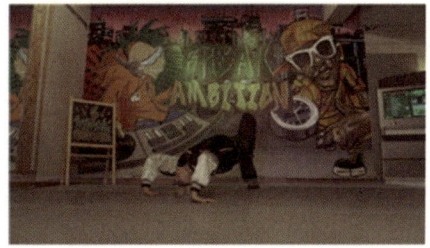

2. 허리와 등을 들고 머리와 발로 몸을 지탱하고 오른발을 왼발 무릎 뒤로 붙여준다.

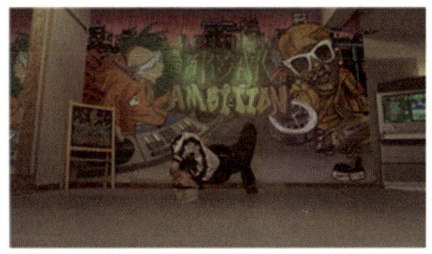

3. 양손을 떼서 포즈를 잡는다.

Cross toe step

크로스 토 스텝

*QR코드를 스캔하시면 동영상이 재생됩니다

중급 3/5

너의 멋진 발끝을 보여줘!

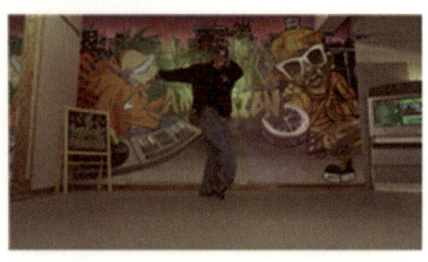

1. 오른 다리 발끝으로 왼쪽 방향을 보고 왼 다리를 오른 다리 뒤로 교차해 준다.

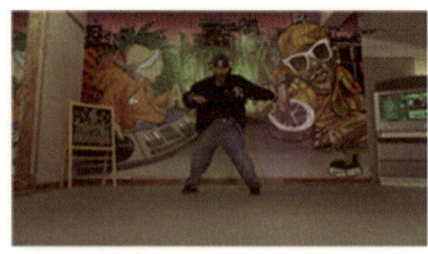

2. 두 다리를 정면을 향해 한 번에 어깨너비 1.5배로 벌린다.

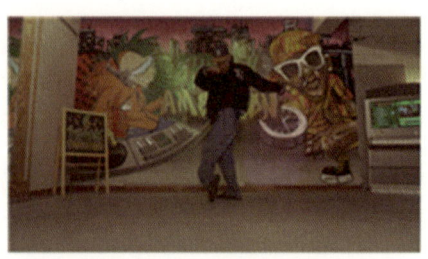

3. 왼쪽 발끝이 오른쪽 방향을 보고 오른발을 왼발 뒤로 교차해 준다.

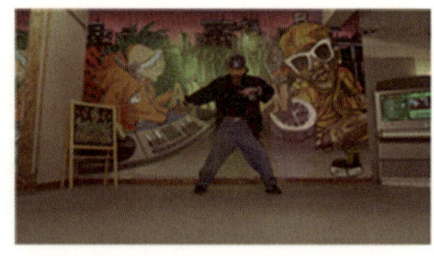

4. 똑같이 두 다리를 정면을 향해 어깨너비 1.5배로 벌려준다.

Heel scramble twist indian step

힐 스크램블 트위스트 인디언 스텝

*QR코드를 스캔하시면 동영상이 재생됩니다

중급 4/5

스크램블을 먹어 본 적이 있어?

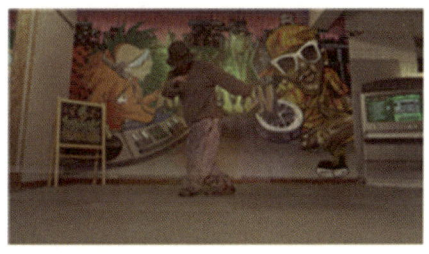

1. 트위스트 인디언 스텝을 한번 진행하고 마무리 자세를 만든다.

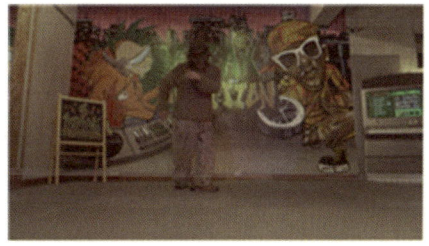

2. 오른발을 오른쪽 방향으로 놓아주면 몸을 왼쪽으로 틀어준다.

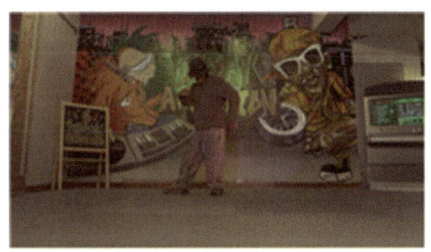

3. 왼발을 몸의 뒤로 내려놓고 몸을 오른쪽 방향으로 틀어준다.

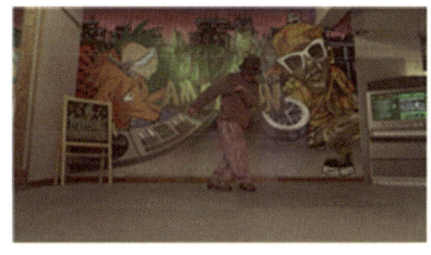

4. 오른발을 왼쪽 방향의 트위스트 인디언 스텝으로 내려놓는다.

Spider 6step footwork

스파이더 식스스텝 풋워크   *QR코드를 스캔하시면 동영상이 재생됩니다

> **중급 5/5**   거미 같은 움직임을 보여줘!

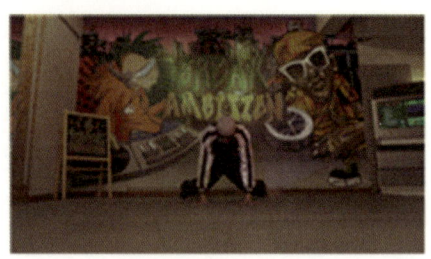

1. 식스 스텝 첫 번째 자세를 만들어 준다.

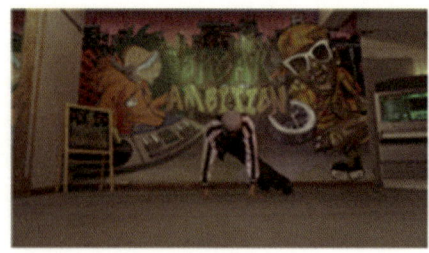

2. 오른발을 왼쪽 방향으로 이동시킨다.

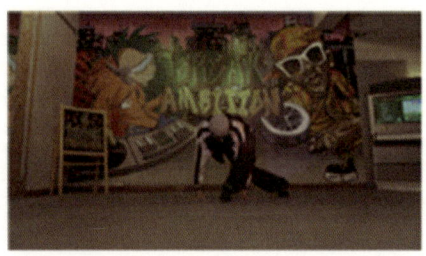

3. 왼발은 왼손을 감싸서 정면으로 이동한다.

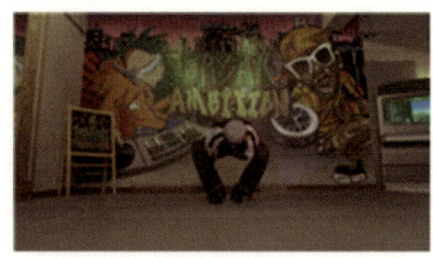

4. 오른발을 왼발과 같은 선상에 위치하여 오른팔을 감싸준다.

Spider 6step footwork

스파이더 식스스텝 풋워크

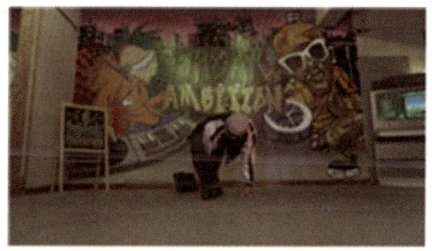

5. 왼발을 오른 방향에 내려놓는다.

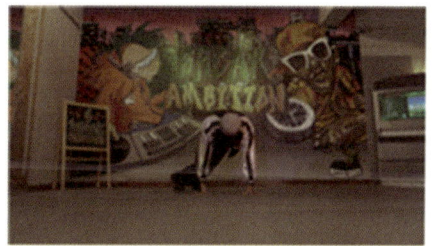

6. 오른발이 일직선상에 있는 몸의 뒤로 이동한다.

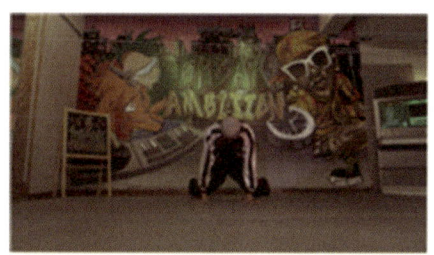

7. 왼발이 제자리로 돌아와 다시 식스 스텝 첫 번째 자세를 만든다.

L
E
V
E
L

48

Circle twist indian step

서클 트위스트 인디언 스텝

*QR코드를 스캔하시면 동영상이 재생됩니다

중급
1/5

점프를 하면서 발끝으로 O를 그리는 게 포인트!

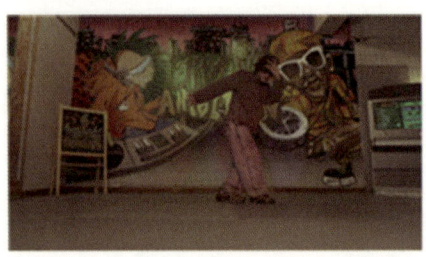

1. 트위스트 인디언 스텝을 한번 하여 마무리 자세를 만든다.

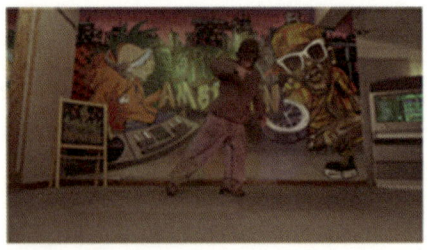

2. 오른발 발끝을 오른쪽 방향으로 바닥을 쓸어주며 이동한다.

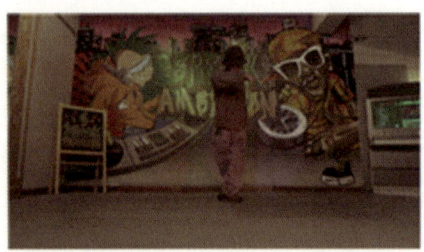

3. 이때 점프를 하여 몸을 공중에 띄워준다.

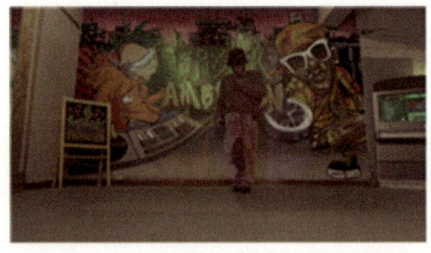

4. 몸의 뒤 위치까지 온 뒤 다시 앞으로 오른발을 올려준다.

Knee cross 3step footwork

니 크로스 쓰리스텝 풋워크　　　　　*QR코드를 스캔하시면 동영상이 재생됩니다

중급 2/5

다리를 돌리는 타이밍을 생각해 봐!

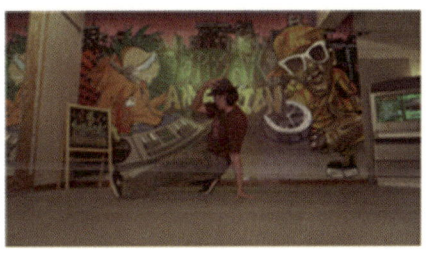

1. 오른쪽 방향을 보며 왼팔로 지탱하여 왼발을 펼쳐준다.

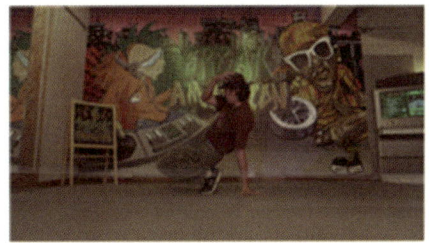

2. 왼발을 몸 쪽으로 접는다.

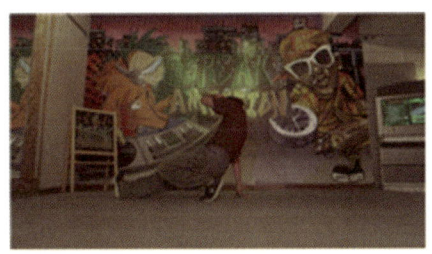

3. 오른발을 펴고 왼손을 들고 오른팔로 몸을 지탱한다.

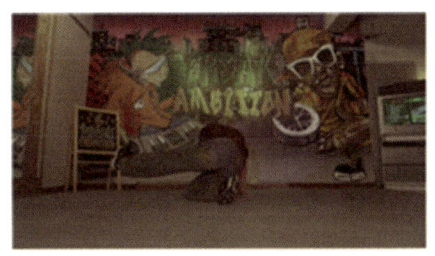

4. 왼손을 바닥에 내려주며 오른발을 왼발 위치에 가져오며 무릎을 오른 방향으로 바닥에 내려놓는다. 이때 왼발을 오른 방향을 향해 펼쳐준다.

Knee cross 3step footwork

니 크로스 3스텝 풋워크

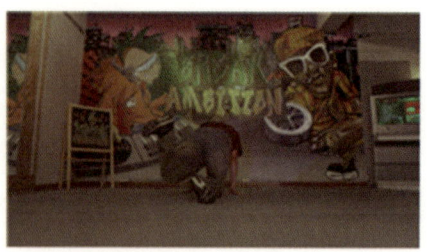 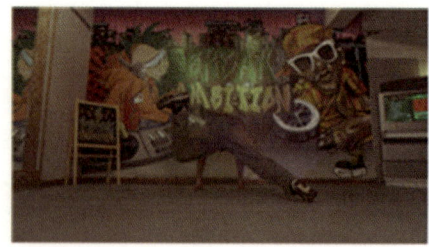

5. 오른 무릎을 몸 안쪽을 보도록 이동하고 왼발을 90도 접어준다.

6. 오른발을 왼쪽 방향을 향해 펼쳐준다.

Knee hook front & twist step

니 후크 프론트 & 트위스트 스텝 *QR코드를 스캔하시면 동영상이 재생됩니다

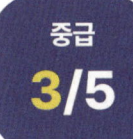

앞으로 가듯이 해주면 더욱더 멋질 거야!

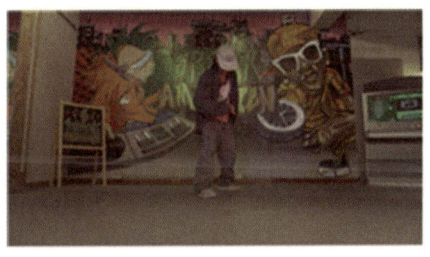

1. 킥앤프론트를 하여 마지막 자세를 만든다.

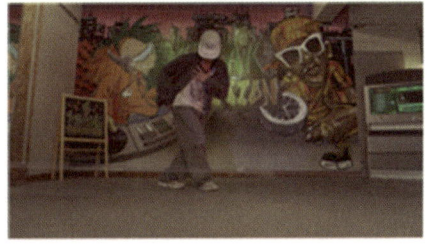

2. 왼 다리를 오른 다리 뒤로 이동한다.

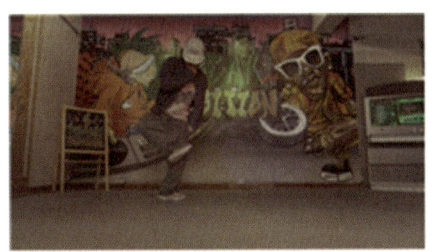

3. 오른 다리를 왼 다리 무릎 위에 올린다.

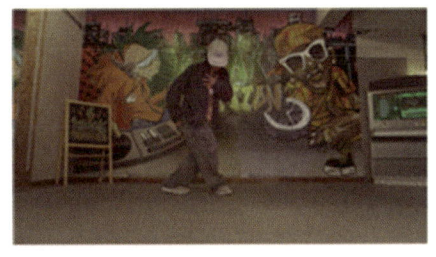

4. 오른 다리를 제자리에 내린다.

Knee hook front & twist step

니 후크 프론트 & 트위스트 스텝

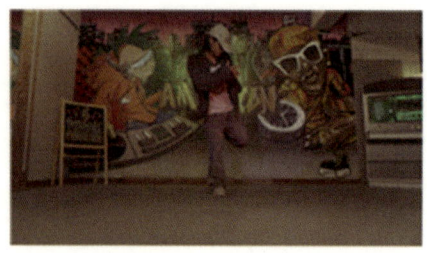 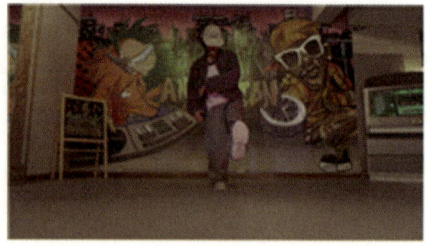

5. 왼 다리를 90도 접으며 들어준다.　　6. 그 후 정면을 향해 다리를 올려준다.

Twist & cross step

트위스트 & 크로스 스텝

*QR코드를 스캔하시면 동영상이 재생됩니다

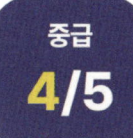

여유가 있으면 너만의 손 모양을 만들어 봐!

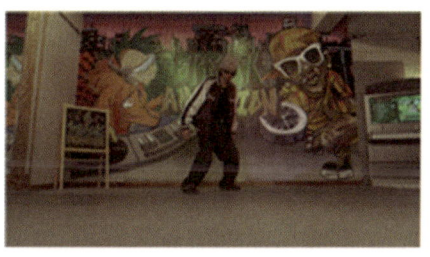

1. 왼쪽을 바라보고 다리를 벌려준다.

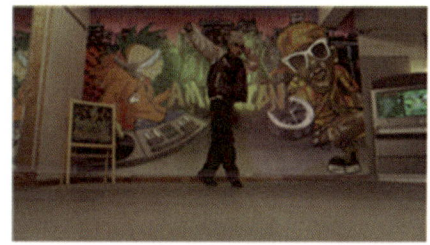

2. 오른 다리를 몸의 중앙으로 모으고 왼 다리를 오른 다리 뒤쪽으로 이동한다.

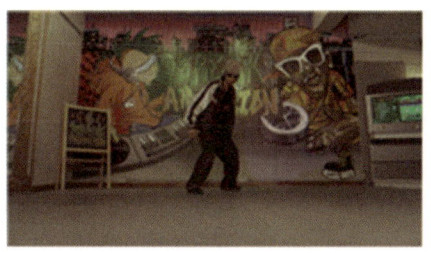

3. 이때 상체를 내리며. 다시 다리를 벌려준다.

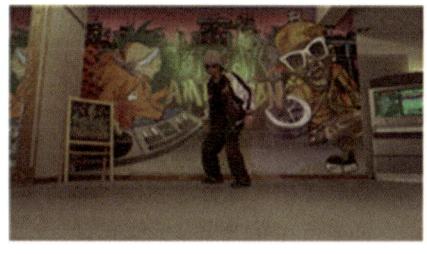

4. 오른쪽을 바라보고 다리를 벌려준다.

Twist & cross step

트위스트 & 크로스 스텝

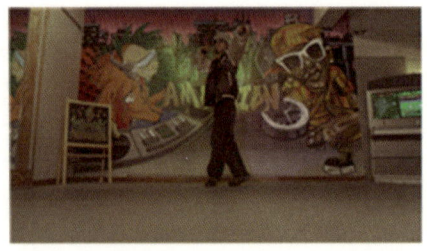 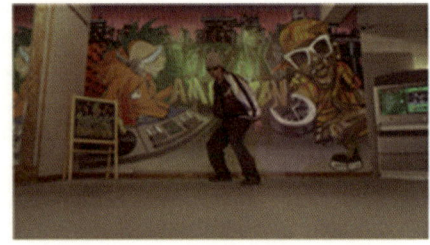

5. 왼 다리를 몸의 중앙으로 모으고 오른다리를 왼 다리 뒤쪽으로 이동한다.

6. 이때 상체를 다시 내리며 다리를 벌려준다.

under shoulder thread floorwork

언더 숄더 쓰레드 플로어워크

*QR코드를 스캔하시면 동영상이 재생됩니다

중급 5/5

위에서 봤을 때 큰 원을 그린다고 생각해 봐!

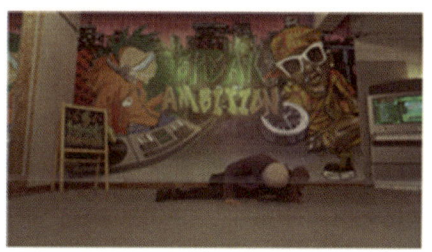

1. 두 손을 바닥에 내리고 왼 다리를 오른 방향으로 펼쳐주며 오른 다리를 접는다.

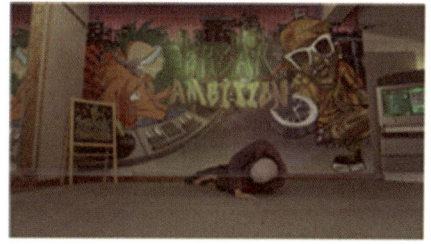

2. 왼손을 오른손과 다리 사이로 넣어준다.

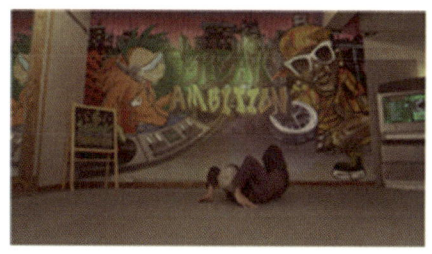

3. 두 손을 머리 옆으로 내려주며 오른 다리를 접은 상태를 유지하고 왼 다리는 펼친 상태로 유지한다.

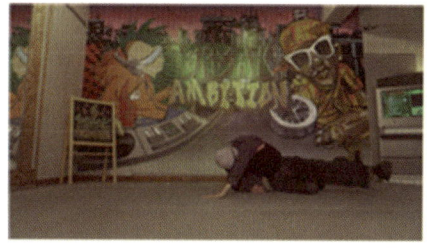

4. 왼쪽 방향으로 왼 다리를 계속 이동한다. 두 손으로 바닥을 계속 잡아준다.

under shoulder thread floorwork

언더 숄더 쓰레드 플로어워크

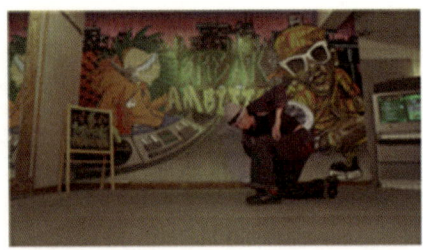

5. 왼 다리를 정면에 내려놓고 오른 무릎을 바닥에 내려놓아 포즈를 잡는다.

LEVEL

49

1kick out hand head bridge freeze

원킥 아웃 핸드 헤드 브릿지 프리즈

*QR코드를 스캔하시면 동영상이 재생됩니다

중급
1/5

목 스트레칭 필수!

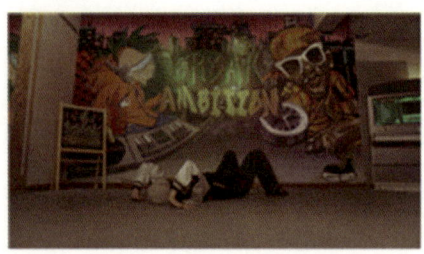

1. 누워서 팔을 머리 옆에 내려준다.

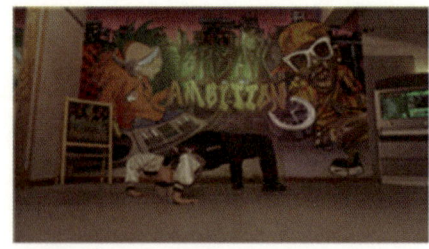

2. 허리와 등을 들고 머리와 발바닥으로 중심을 잡는다.

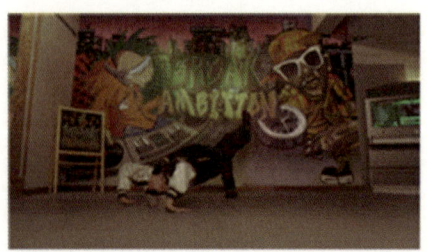

3. 오른발을 펼쳐서 하늘로 올려준다.

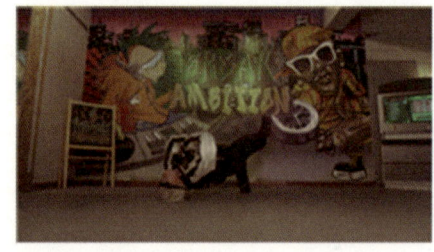

4. 두 팔을 바닥에서 뗀 뒤 포즈를 잡는다.

Kick & back knee hook down step

킥 & 백 니 후크 다운 스텝

*QR코드를 스캔하시면 동영상이 재생됩니다

중급 2/5

백스텝 한 발을 정확히 뒤로 접고 트위스트 하는 것이 중요해!

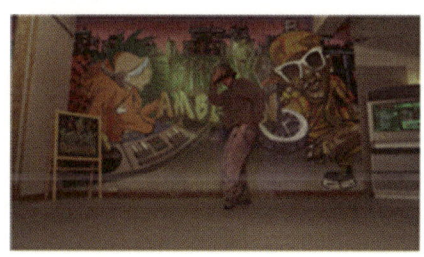

1. 킥앤백을 한번 하여 마무리 자세를 만든다.

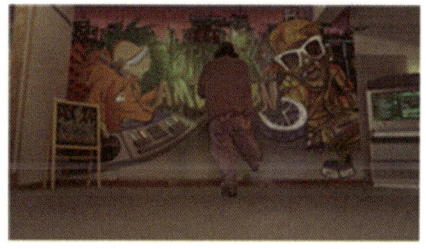

2. 오른쪽으로 돌며 뒤를 바라보고 오른다리를 정면 20도 올려준다.

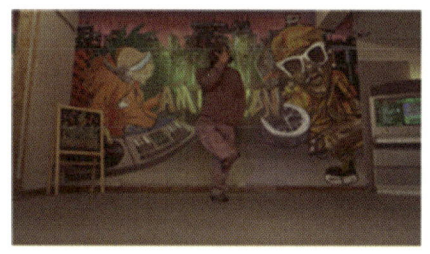

3. 그대로 오른쪽으로 돌며 정면을 바라보고 오른 다리를 왼 다리 무릎 위에 올려준다.

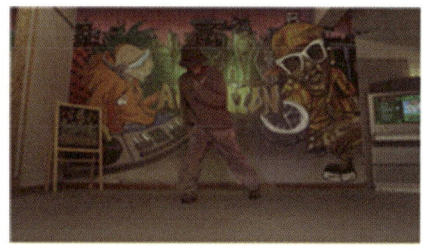

4. 그대로 오른 다리를 왼 다리 위치에 내려놓고 왼 다리를 왼쪽 대각선 45도 뒤에 내려놓는다.

Kick & back twist step

킥 & 백 트위스트 스텝

*QR코드를 스캔하시면 동영상이 재생됩니다

중급 3/5

한 발을 정확히 뒤로 접고 트위스트 하는 것이 중요해!

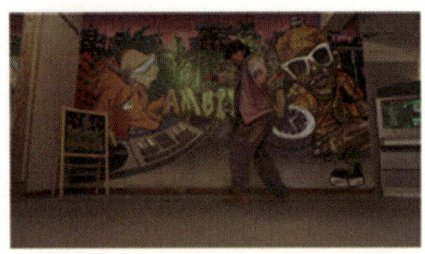

1. 킥앤백을 한번 하여 마무리 자세를 만든다.

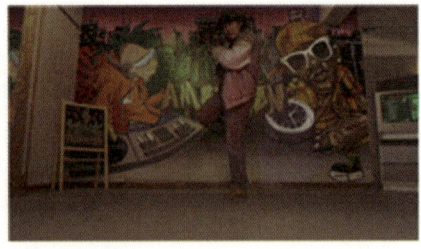

2. 오른발을 허리 높이까지 90도 접어 준다.

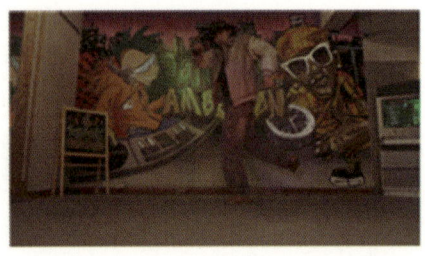

3. 오른쪽 골반을 왼쪽이 향하도록 하며 왼발 뒤꿈치를 정면을 향하게 틀어 준다. 이때 오른발이 몸의 뒤쪽을 향하게 한다.

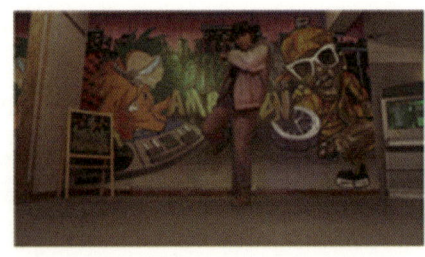

4. 왼발의 뒤꿈치가 다시 제자리로 돌아오며 오른발을 정면으로 가져온다.

Kick & back twist step

킥 & 백 트위스트 스텝

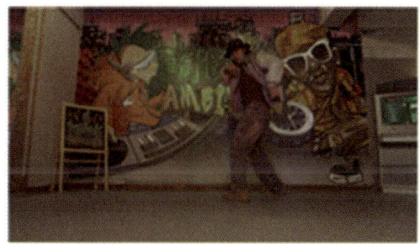

5. 한 번 더 오른발을 왼쪽 대각선 45도 방향에 내려놓는다.

Knee hook no hand bridge freeze

니 후크 노 핸드 브릿지 프리즈

*QR코드를 스캔하시면 동영상이 재생됩니다

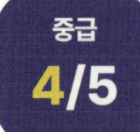

이 다리는 건너면 무너져!

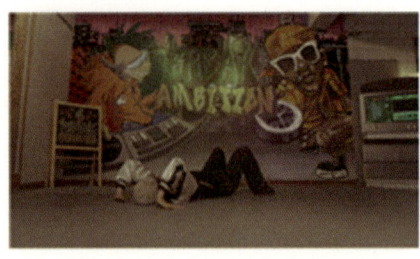

1. 누워서 팔을 머리 옆에 내려준다.

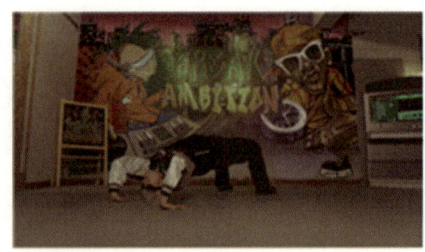

2. 허리와 등을 들고 머리와 발바닥으로 중심을 잡는다.

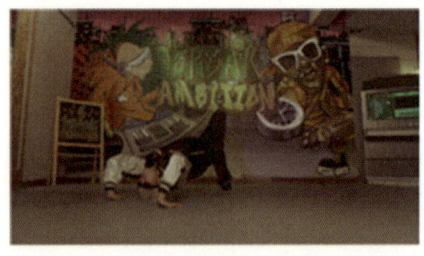

3. 오른발을 왼발 무릎 위에 올려주고 다리를 90도 접는다.

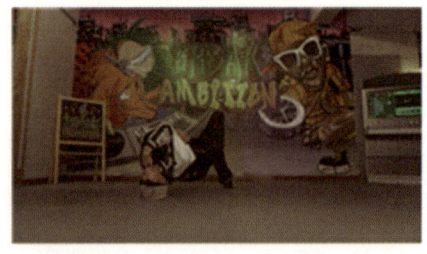

4. 두 팔을 바닥에서 떼어 포즈를 잡는다.

Touch down 4corner step

터치 다운 포코너 스텝   *QR코드를 스캔하시면 동영상이 재생됩니다

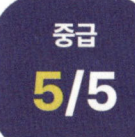

골반을 크게 돌려주면 더욱더 멋있어!

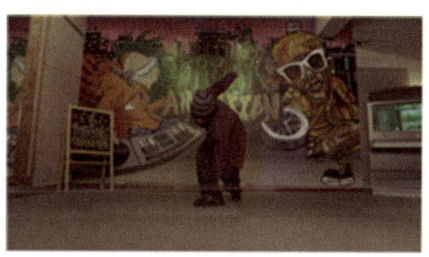

1. 오른발을 정면에 내려놓고 오른다리 사이에 왼손을 넣어준다.

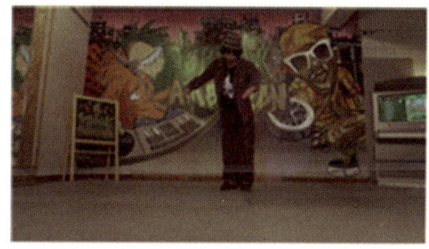

2. 오른발을 제자리로 당겨 상체를 일으켜준다. 이때 골반은 왼쪽 방향을 향한다.

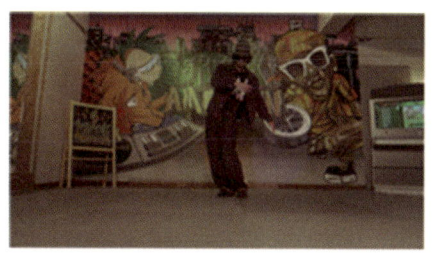

3. 골반을 오른쪽 방향으로 향하게 한다.

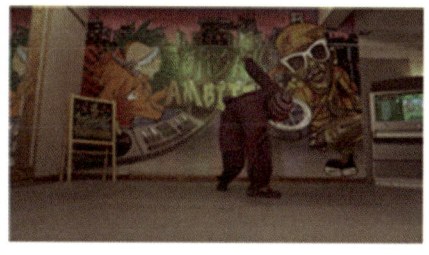

4. 왼발을 정면에 내려놓고 왼 다리 사이에 오른손을 넣어준다.

LEVEL 50

Hollow-back freeze

할로우-백 프리즈

*QR코드를 스캔하시면 동영상이 재생됩니다

중급 1/5

접는 다리를 최대한 가슴 쪽으로 당겨주는 게 중요해!

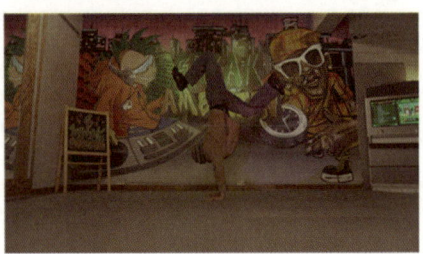

1. 핸드스탠드를 만든다.

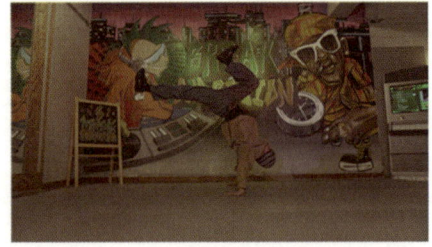

2. 오른 다리 무릎을 몸 쪽으로 당기며 왼 다리를 몸의 뒤쪽으로 늘려준다. 이 때 왼 다리는 펼치며 고개는 오른 무릎으로 시선을 고정한다.

Jump over step

점프 오버 스텝

*QR코드를 스캔하시면 동영상이 재생됩니다

중급 2/5

뛰어넘어! 너의 한계!

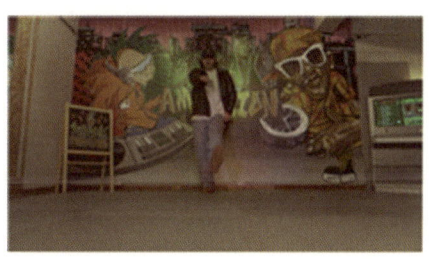

1. 킥앤킥을 두 번 반복하고 마무리자세를 만든다.

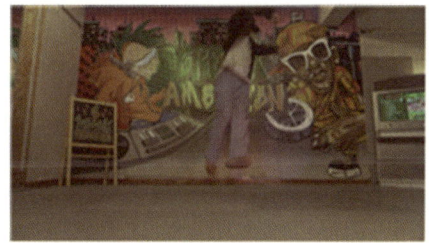

2. 왼발이 펴져있는 상태에서 점프를 하여 오른발을 펴져있는 왼발 위로 넘긴다.

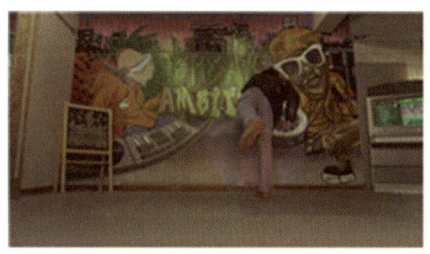

3. 그 후 왼발을 공중에 고정한 뒤 오른발로 착지한다.

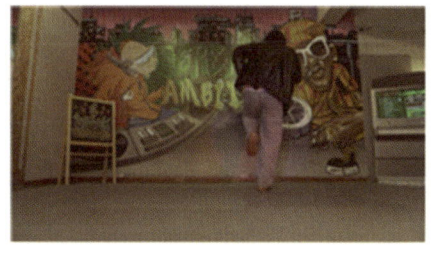

4. 그 후 고정한 왼발을 허리 높이까지 90도로 들어준다.

Kick & back air snake step

킥 & 백 에어 스네이크 스텝 *QR코드를 스캔하시면 동영상이 재생됩니다

중급
3/5

마치 스케이트를 타듯이 움직여봐!

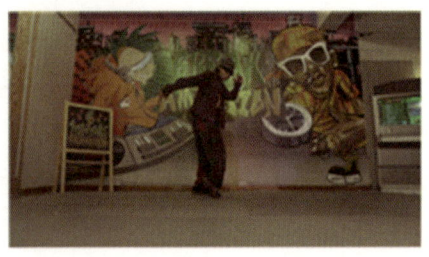

1. 킥앤백을 한번 한 뒤 마무리 자세를 만든다.

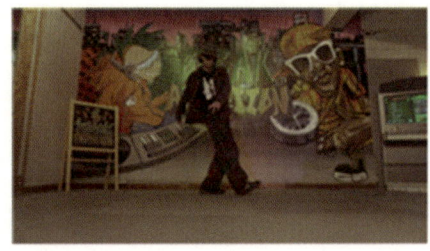

2. 왼쪽 방향을 향해 오른발 뒤꿈치를 내려놓는다.

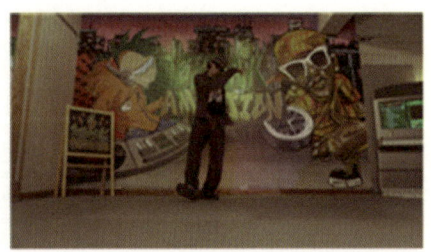

3. 오른쪽 방향을 향해 오른발 뒤꿈치를 쓸며 이동한다.

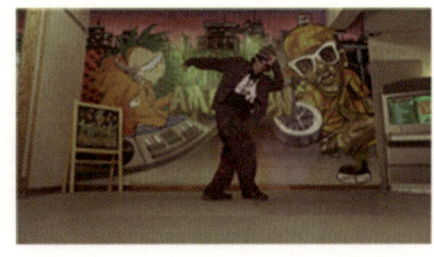

4. 다시 왼쪽 방향을 향해 오른발이 이동하며 그때 왼 다리가 같이 점프하여 포즈를 만들어준다.

Kick & back jump touch step

킥 & 백 점프 터치 스텝

*QR코드를 스캔하시면 동영상이 재생됩니다

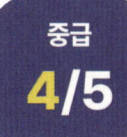

점프할 때 확실히 무릎 뒤에 걸어서 들어줘!

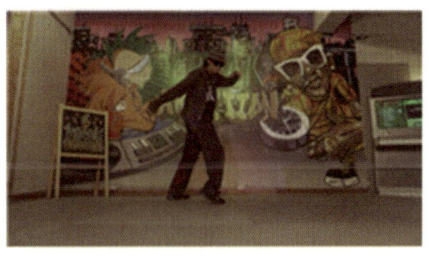

1. 킥앤백을 한번 한 뒤 마무리 자세를 만든다.

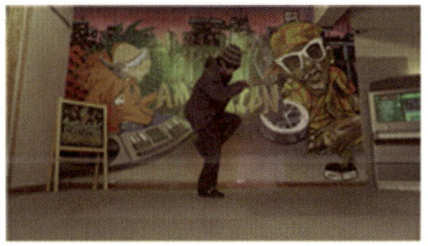

2. 왼 다리를 오른 다리 무릎 뒤로 접어서 이동하여 붙인다.

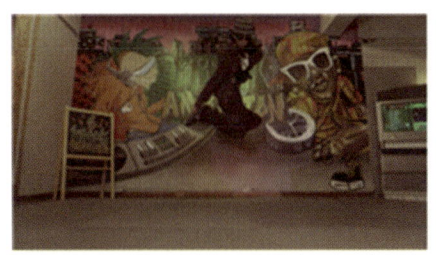

3. 점프를 하며 오른 다리를 접어주고 오른손으로 오른쪽 발바닥을 잡는다.

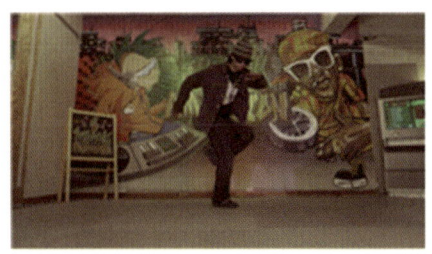

4. 착지할 땐 오른 다리를 먼저 제자리에 내려놓고 왼 다리는 접은 상태를 고정해 준다.

Kick & back jump touch step

킥 & 백 점프 터치 스텝

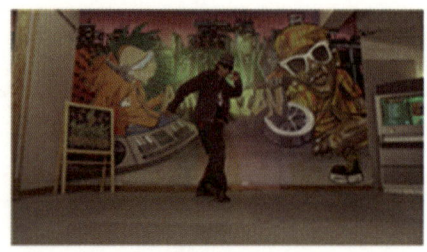

5. 그 후 왼 다리를 몸의 뒤쪽 방향으로 옮겨 마무리 자세를 만든다.

Kick & side rolling step

킥 & 사이드 롤링 스텝

*QR코드를 스캔하시면 동영상이 재생됩니다

중급 5/5

훌라후프를 돌린다는 생각으로 해보자!

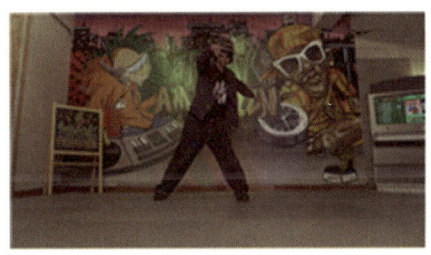

1. 사이드스텝을 한번 한 뒤 마무리 자세를 만든다.

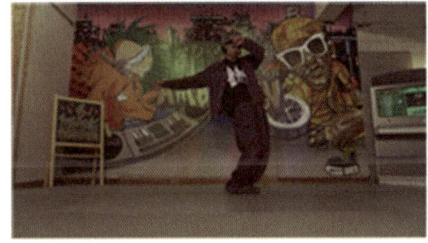

2. 오른발을 왼발 위치로 가져오며 무릎을 왼쪽 방향을 향해 10도 기울여준다.

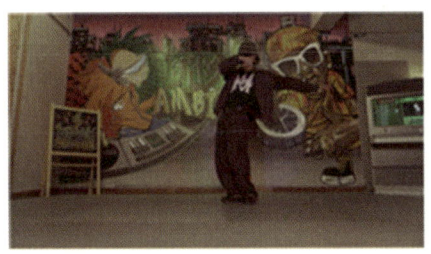

3. 그대로 오른 방향으로 무릎을 모은 상태로 바꾸어준다.

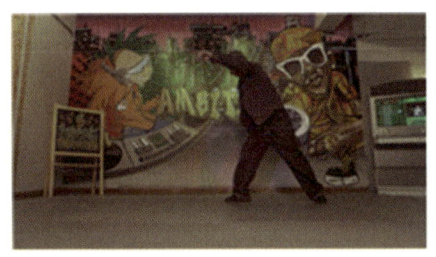

4. 왼발을 왼쪽 방향으로 어깨너비 1.5배 내려준다.

¿ MISSION ?

! MISSION LEVEL 46~50

Air flare

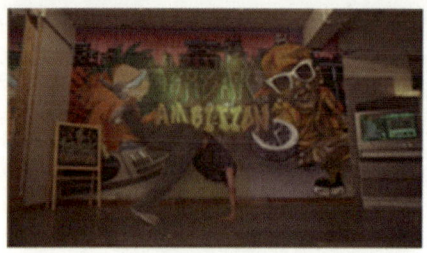

1. 오른손을 왼발 위치로 이동한다. 이때 왼발을 공중에 들어준다.

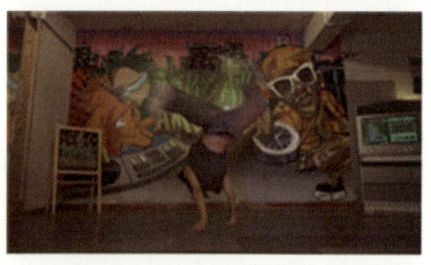

2. 그 후 왼손을 몸의 정면 방향으로 위치한다. 이때 오른 다리를 공중에 올리며 두 다리를 150도 벌려준다.

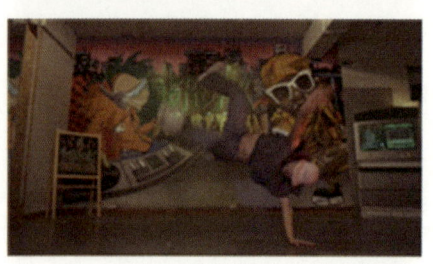

3. 오른발을 공중에 고정시키고 왼발을 공중으로 올려준다. 이때 오른손을 바닥에서 떼며 하늘 위로 올려주고 두 다리를 90도 벌려준다.

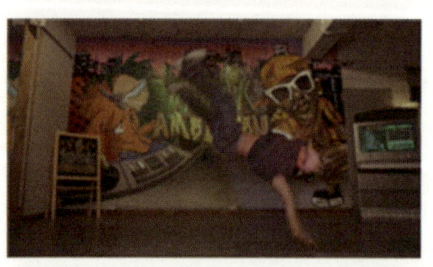

4. 오른손을 오른 방향으로 보내 주며 몸의 정면이 하늘을 향하게 한다. 이때 왼손을 하늘 위로 올린다.

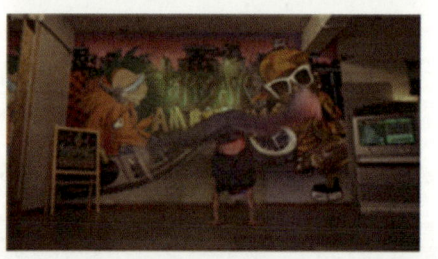

5. 몸을 돌려 오른팔을 바닥에 내려준다. 이때 오른팔로 몸을 지탱하며 왼팔을 오른팔과 같은 선상으로 위치해 준다. 이때 다리를 다시 150도로 벌려준다.

MISSION

LEVEL 46~50

Back roll 1hand air freeze

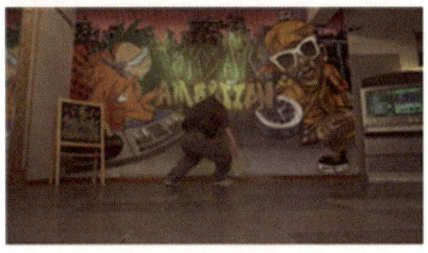

1. 무릎을 접으며 무릎 방향을 오른쪽으로 틀어준다.

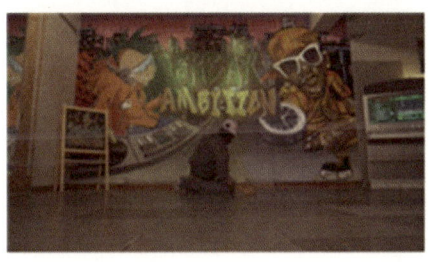

2. 그 후 오른손을 바닥에 내려준다.

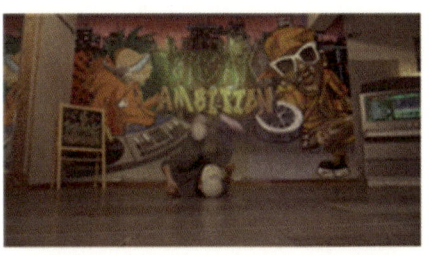

3. 그 상태로 뒤로 구르며 두 다리를 가슴으로 모아준다. 이때 왼손을 머리와 같은 선상위치에 내려준다.

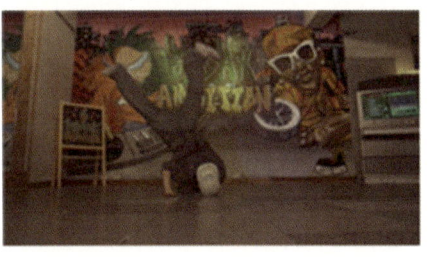

4. 두 다리를 공중으로 올려주며 접혀있던 허리를 일직선으로 펴준다.

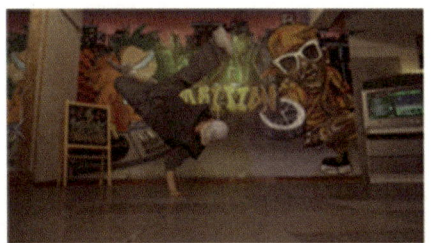

5. 이때 왼손으로 몸을 지탱하며 몸을 공중으로 올려 나이키 프리즈를 잡는다.

MISSION
LEVEL 46~50

Elbow air flare

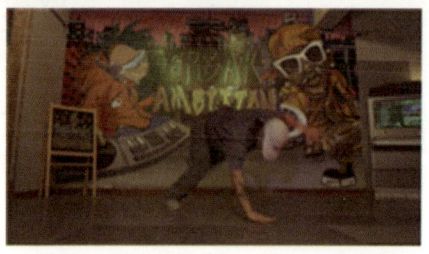

1. 오른손을 왼발 위치로 이동한다. 이때 왼발을 공중에 들어준다.

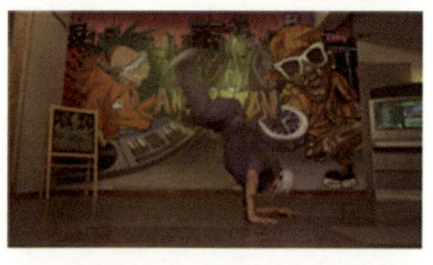

2. 그 후 왼손을 오른손과 같은 선상에 위치해주며 바로 팔꿈치를 내려준다. 이때 오른 다리를 공중에 올리며 두 다리의 무릎을 90도 접어준다.

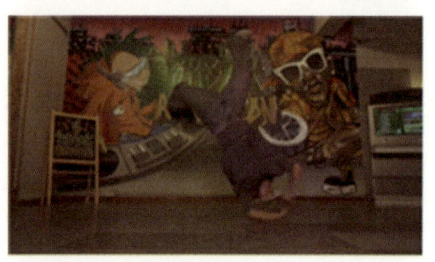

3. 오른팔을 머리 위로 이동시키며 몸을 일직선으로 펼쳐준다.

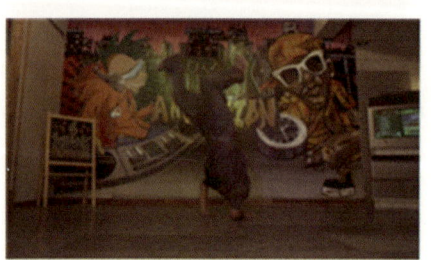

4. 오른손 팔꿈치를 바닥에 내려주며 왼손을 오른팔과 같은 선상으로 가져온다.

! MISSION LEVEL 46~50

Head spin

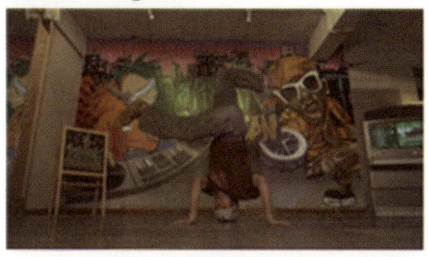

1. 헤드 프리즈를 만들어준다. 이때 오른 다리는 몸의 왼쪽 방향으로 90도 돌려주고 왼 다리는 몸의 뒤로 90도 돌려 접어준다.

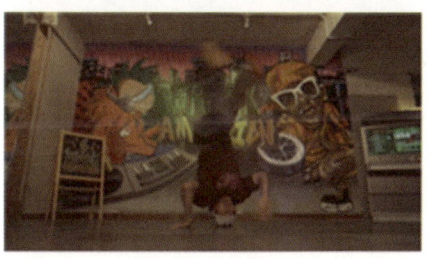

2. 오른 다리를 몸의 오른쪽으로 270도 돌려주어 몸의 뒤쪽으로 펼쳐주고 왼 다리도 몸의 오른쪽으로 270도 돌려주면서 몸의 앞쪽으로 다리를 펼쳐준다.

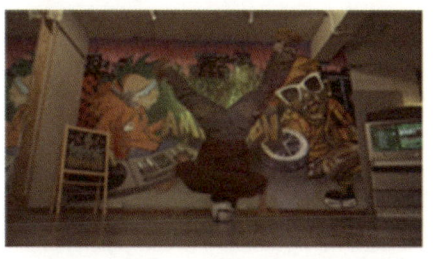

3. 양손으로 바닥을 몸의 왼쪽으로 손끝까지 밀어준다. 이때 양다리는 수평을 유지한다.

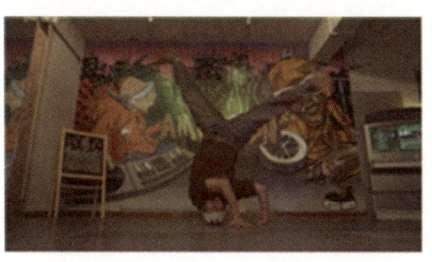

4. 상체를 오른방향으로 360도 돌려 양손을 바닥에 내려준다. 이때 양다리는 수평을 유지한 채 몸의 왼쪽 90도 방향으로 유지한다. 위 동작을 반복하여 원심력을 만들어 준다.

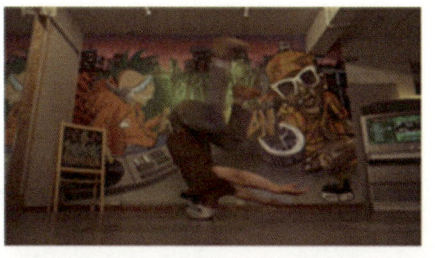

5. 2번~4번을 반복하여 원심력을 만든 뒤, 양손으로 바닥을 왼쪽으로 손끝까지 밀어주고 양 팔을 몸의 앞쪽 45도 방향으로 펼쳐준다. 오른팔과 오른 다리를 몸의 오른쪽 방향으로 계속해서 돌려주며 원심력을 유지한다.

¡ CLEAR ¡

움직임을 마무리하며

여기까지 함께해 주셔서 정말 감사합니다. 이 책이 여러분에게 작게나마 도움이 되길 진심으로 바랍니다.
몸을 직접 움직여 보면 한 번에 성공하는 동작도 있지만, 여러 번 도전해야 성공하는 동작도 있습니다.
한 번에 성공하면 기쁘지만, 그 기쁨은 금방 사라지기도 합니다.
그러나 여러 번의 도전 끝에 성공했을 때 느끼는 기쁨은 잔잔하게 오래오래 마음속에 남습니다.
그러니 어렵다고 포기하지 말고 스스로를 믿고 끝까지 도전해 보세요.
지나온 시간의 자신을 돌아보면, 밝게 빛나는 '진짜 나'를 발견하게 될 것입니다.

〈이정석〉

'굳이?' 이런 책이 필요했을까요?
이런 가이드북이 없어도 브레이킹은 물론 할 수 있습니다. 하지만 저는 브레이킹을 하나의 퍼즐로 봅니다.
각 조각을 하나씩 따로 살펴보며 맞춰갈 수도 있지만,
모든 조각을 한눈에 펼쳐 놓고 본다면 훨씬 수월하게 그림을 완성할 수 있겠죠.
이 책이 여러분의 머릿속에 흩어진 퍼즐 조각들을 정리하고,
브레이킹을 더 깊이 이해하는 데 도움이 되길 바랍니다.

〈전경배〉

당신의 춤이 널리 알려지기를 바라며
이 책은 브레이킹의 기본 요소로 이루어져 있지만,
그 요소를 바탕으로 각자의 정체성과 개성이 담긴 응용 동작을 제안합니다.
기본을 넘어 우리가 함께 쌓아온 춤을 공유함으로써 더 큰 의미와 가치를 만들어가고자 합니다.
이 기록이 누군가에게 잘 전달되어, 춤을 통해 긍정적인 영향을 미칠 수 있기를 바랍니다.
당신의 춤이 새로운 시작이 되길 응원합니다.

〈안상규〉

당신의 친구 같은 연습 메이트
처음 브레이킹을 시작했을 때 가장 힘들었던 것은
오늘 무엇을 연습해야 발전할 수 있을지 몰랐던 점이었습니다.
이 책이 브레이킹을 하는 댄서들에게 친구 같은 연습 메이트가 되어주길 바랍니다.
이 책과 함께 꾸준히 나아가며,
여러분도 멋지고 발전하는 댄서가 되기를 진심으로 응원합니다!

〈차경진〉

춤을 향한 첫걸음을 응원하며
글자를 처음 배울 땐 정해진 틀로 시작하지만, 점차 자신만의 글씨체로 철학과 메시지를 표현하듯,
춤도 처음엔 정해진 동작으로 배우지만, 성장하면서 자신만의 춤을 만들게 됩니다.
이 책이 춤을 쉽고 재미있게 접할 수 있는 기회가 되고,
춤을 시작하는 분들에게 좋은 지침서가 되길 바랍니다.
춤으로 자신만의 이야기를 만들어 보세요.

〈진채완〉

춤의 가능성을 함께 열어가며
예술을 책으로 담는 일은 도전이지만, 우리는 춤의 발전과 미래를 위해 이 책을 만들었습니다.
이 책은 우리가 옳다는 것을 주장하려는 것이 아닙니다. 여러분이 단 하나의 동작이라도 더 배우고,
춤을 더 즐겁고 행복하게 추길 바라는 마음에서 시작된 책입니다.
춤의 가능성을 함께 열어가길 바랍니다.

〈장지훈〉

꿈을 향한 당신의 길
삶에 '늦었다'라는 말은 없습니다.
지금 이 순간, 당신이 꿈꾸고 바라는 무언가가 있다면, 망설이지 말고 그곳을 향해 한 걸음 내딛어 보세요.
이 책은 누군가의 작은 한 걸음에서 시작되어, 수많은 노력과 열정을 담아 완성되었습니다.
그리고 이제, 당신의 여정에 용기를 더하고, 새로운 길을 만들어 갈 수 있도록 돕고자 합니다.
당신의 꿈을 진심으로 응원합니다.

〈조인후〉

브레이킹 댄스
마스터 북 ②

ⓒ 팀 브레이크 엠비션, 2025

초판 1쇄 발행 2025년 4월 7일

지은이   팀 브레이크 엠비션
펴낸이   이기봉
편집   팀 브레이크 엠비션
펴낸곳   도서출판 좋은땅
주소   서울특별시 마포구 양화로12길 26 지월드빌딩 (서교동 395-7)
전화   02)374-8616~7
팩스   02)374-8614
이메일   gworldbook@naver.com
홈페이지 www.g-world.co.kr

ISBN 979-11-388-4161-0 (04680)
ISBN 979-11-388-4159-7 (세트)

- 가격은 뒤표지에 있습니다.
- 이 책은 저작권법에 의하여 보호를 받는 저작물이므로 무단 전재와 복제를 금합니다.
- 파본은 구입하신 서점에서 교환해 드립니다.